含章·生活轻图典

血糖这样降 最有效

陈飞松　曹军　主编

U0325114

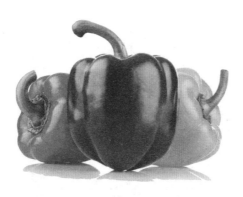

江苏凤凰科学技术出版社·南京

科学饮食观，健康好身体

我在临床时接触过一些患者，他们认为患了糖尿病之后必须对饮食进行严格的控制和管理，这当然没有错，但其中一些较为肥胖的患者及其家属做法有些过火。患者体重被快速减轻至标准线以下，反而容易给身体带来伤害，不利于糖尿病的康复治疗。

整体来说，较为肥胖的患者，应该在3~6个月的期间内将体重减轻5%~10%，这样的减重速度才是最合适的。另外一些消瘦型的患者，不能觉得自己体型较瘦便放心吃喝，而是应当通过均衡的饮食营养计划，将体重长期地维持在标准指数上。

治疗疾病，首先必须采取一个正确的治疗原则，找对方法，才能重获健康。例如民间有这样一个说法，糖尿病患者在餐后不适合再吃水果，这其实就是非常错误的观念。水果中固然含有糖类，但其中其他宝贵的营养元素也是患者恢复健康必不可少的物质。

一般来说，体型较肥胖的人很容易患上糖尿病。因此这样的人在日常生活中要严格限制摄取高糖和高脂肪食物。有糖尿病家族史，并且血清胆固醇较高的人，更要严格限制脂肪的摄入。我提倡患者进行低脂、高碳水化合物的膳食结构调整，每日摄入体内的总热量中，碳水化合物可以占50%~60%，而脂肪则不宜超过30%。

本书专门讨论了对于糖尿病患者而言，何种才是最正确的饮食观念，另外更是综合了许多简便易操作的食疗方子，使读者在感受阅读乐趣的同时，享受健康人生。

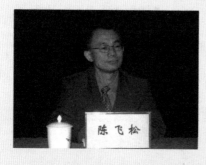

陈飞松 教授
中国中医科学院研究员
北京中医医院主任医师
北京亚健康防治协会会长
中华亚健康学会执行会长
中华中医药学会内科分会委员
世界针灸学会联合会考试委员会副秘书长、教授

阅读导航

标题
便于速查速记，具有引导性。

概述
对标题进行大致解说，清晰明了地阐述本节内容。

专题介绍
紧密结合每一个知识点，从专业角度和生活常识角度两方面，介绍重要知识点。

特别专栏
根据每类疾病的不同情况，详细介绍在实施饮食疗法时哪些做法更健康、更具疗效，为糖尿病患者制订食疗计划提供参考。

适量进食低糖水果，多菜少肉

糖尿病并发足病怎么吃

糖尿病足病是严重并发症之一，在饮食方面应注意控制总的热量摄入，而不限制摄入食物的种类。要学会在什么情况下吃，吃什么，如何吃。另外还应该采取少食多餐的方法，这样做有利于控制血糖，使血糖趋于平稳。

❂ 糖尿病并发足病的表现形式及危害

在糖尿病并发足病早期，由于下肢缺血，肌肉供血不足，患者间歇性跛行，停止行走或休息后有所缓解。病变中期时，下肢缺血加重，不行走也会疼痛，即静息痛，夜间疼痛更加剧烈；有些患者肢端出现溃疡坏疽。患者局部皮肤营养不良，干燥裂痕，易受外伤感染。到晚期很难治愈，往往需要截肢治疗。

😊 疾病小知识

营养治疗是关键

糖尿病并发足病，营养治疗是关键。通过营养治疗来达到维持或改善健康状况的目的。通过注射胰岛素、口服降糖药、合理的饮食和体育运动来控制血糖，使血脂和体重都维持在理想水平。针对患者具体情况，保证日常生活所需的各种营养素。

😊 来自医师的忠告

足部护理有讲究

每天用40℃左右的温水泡脚，保持足部卫生。泡脚时间应为15分钟，不宜过长，洗完后要用柔软干燥的毛巾擦脚。冬季皮肤易干燥，可以涂抹润肤霜，汗脚可以适量用些滑石粉。经常检查双足皮肤，如果有伤一定要到医院诊治，切勿擅自处理。

❂ 这样搭配效果好

新鲜蔬菜对恢复健康十分有好处。

● 每餐饮食多样化，碳水化合物、蛋白质、油脂、维生素和无机食盐等尽量合理搭配，控制每天摄入的饮食总热量。一次不宜吃太多，可以少食多餐。

● 适量食用含糖量低的水果，如青梅、橙子、柠檬、李子、杏等。

● 多吃蔬菜少吃肉，每天应保证500g以上的新鲜蔬菜，其中50%应为绿叶蔬菜；限制主食；肉类以鱼肉、鸡肉为主。

⑪ 降糖食谱大集合

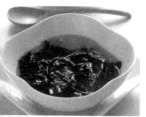

海带汤

材料

海带丝	250g	食盐、鸡精	各3g
虾米	20g	油	5ml
姜末、葱花	各10g	胡椒粉	1g

 海带丝　 虾米　 葱　 姜

做法

❶ 海带丝洗净、虾米泡发洗净备用。
❷ 炒锅放油烧热，放入葱花、姜末爆香，加水和食盐。
❸ 放入虾米等所有食材，烧沸后煮10分钟，再入胡椒粉、鸡精即可。

功效

软坚散结、通利小便、降脂降压。

薏仁糙米饭

材料

| 糙米 | 100g |
| 薏仁 | 50g |

 糙米　 薏仁

做法

❶ 糙米、薏仁洗净后泡3小时。
❷ 将所有食材放入电饭锅中，加适量水后，按"煮饭"键，等待煮熟即可。

功效

有抗癌效果，可以改善湿疹、皮肤病。

⓿ 日常生活之食疗提醒

糙米食用宜忌

● 适合肥胖、胃肠功能障碍、贫血、便秘人士。
● 与红薯同食可减肥。
● 与枸杞同食养肝明目。
● 忌与牛奶同食，会令维生素A大量流失。

高清图片
收录上百幅高清美观的实物拍摄图片，生动、直观地向读者展示降糖推荐食谱中的菜品。

烹饪方法
详细介绍每道药膳所需的材料、制作步骤及该道药膳的显著功效，读者自己在家便能轻松学会。

食疗提醒
根据不同食材的特性给出合理的饮食宜忌提示，让读者吃对不吃错。

33

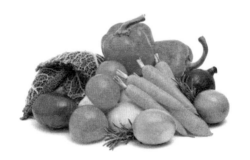

目录 Contents

Part 1　了解糖尿病

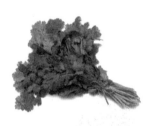

Part 2　糖尿病并发症的饮食调理

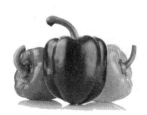

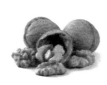
Part 3 怎样吃出平稳血糖

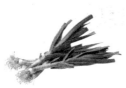
Part 4 揭开营养素的降糖秘密

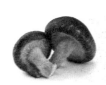

Part5 让血糖不再飙升的活力法则

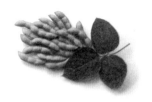

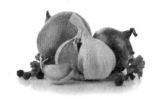

Part6 多种多样的中医降糖法

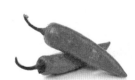

Part 7 优质生活从健康心态开始

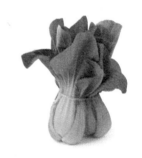

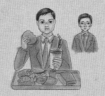

Part 1

了解糖尿病

　　全世界几乎每个国家的糖尿病发病率都处于上升趋势。糖尿病是一种不可逆转的慢性疾病，它不仅会导致失明、肾功能衰竭、心脏病、中风等多种疾病，严重者甚至还会导致患者死亡。每年因为糖尿病而失去生命的人数，与因艾滋病而死亡的人数不相上下，糖尿病也因此被世界卫生组织称为"21世纪的灾难"。事实上，抛开遗传和环境因素，只要稍微改变一下生活方式，多数患者的发病都是可以避免的。那么对于糖尿病，您究竟了解多少呢？

血糖，您了解多少

血糖就是指人体血液中的糖分。在多数情况下，血液中的糖分都属于葡萄糖，简写为Glu。人体各组织细胞活动需要的能量，绝大部分都是来自葡萄糖。

✚ 糖是生命能量的重要来源

糖是人体必需的营养素之一。人体摄入的食物经过消化后会被转化为单糖，如葡萄糖，然后进入血液，并被输送给人体各处细胞，为细胞活动提供能量。多余的未被消耗的糖分，即转化为糖原储存在肝脏和肌肉中。一般来说，肝脏能够储存70~120g的糖，占肝脏重量的6%~10%。但肝脏和肌肉能够储存的糖原毕竟是有限的，如果摄入过多糖分，就会被转化为脂肪。

当体内的食物被消化完，肝糖会继续为人体提供能量，以帮助维持血糖的正常浓度。当剧烈运动或者长时间没有进食时，肝糖也会被消耗完，此时细胞就通过分解脂肪来获得能量。

大脑和神经细胞的正常活动也离不开糖。在紧急情况下，人体能够分泌一种激素，将体内的某些组织，如肌肉、皮肤等摧毁，并将其中的蛋白质转化为糖。饥饿的人通常骨瘦如柴就是这个原因。

✚ 胰岛素和胰高血糖素

人体会分泌两种激素，胰岛素和胰高血糖素。这两种激素彼此作用、制约，共同调节人体血糖。血液中的血糖浓度较低时，胰岛中的α细胞就会分泌胰高血糖素，促使肝糖释放进入血液，提高血糖浓度。反之，当血液中的血糖浓度较高时，胰岛中的β细胞就会分泌胰岛素，促使多余的血糖转变为肝糖储存起来。只有血糖浓度维持正常水平，才能满足人体内各组织器官的需要。普通人的空腹血糖浓度值在3.9~6.1mmol/L。如果人体的空腹血糖浓度值超过了6.1mmol/L，就是高血糖；如果人体的空腹血糖浓度值低于3.9mmol/L，就是低血糖。在医院的血液生化检查报告中，葡萄糖或者Glu值就是指血糖值。

人的身体一定需要糖分吗？

是的。糖分是人体必不可少的营养物质。糖分能够为人体提供能量保证，如人体在剧烈活动之后，或是在空腹的情况下，肝糖会自动分解，以此来为细胞提供能量。不仅如此，如果肝糖不够的话，脂肪中的甘油成分也会通过氧化来为人体提供能量。

✚ 血糖为什么会波动

　　人体的血糖值并非一成不变，有时可能会波动。血糖波动一般是由以下三个原因引起的：

　　一是气候因素，天气寒冷时肾上腺素分泌可能增多，肝糖输出会增加，肌肉对葡萄糖的需求减少，血糖浓度升高，而在夏季人体多汗，如果不及时补充水分，血液浓缩，血糖也会升高；二是感冒导致血糖升高；三是外伤、手术、感染发热、严重精神创伤、呕吐、失眠、生气、焦虑、烦躁、劳累，以及急性心肌梗死等原因，也会使血糖升高。此外，大量摄入油炸、油煎等高脂肪食物，影响胰岛功能，使得胰岛不能很好分泌胰岛素，导致血糖升高；长期便秘的人，由于代谢紊乱，血液循环不畅，也可能引起血糖波动。总之，只要血糖值在正常范围内波动，血糖就正常，人体就健康。

✚ 胰腺的分泌原理

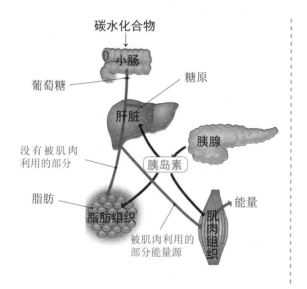

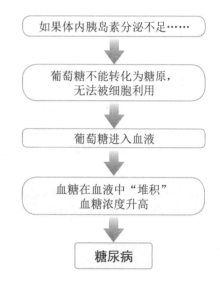

要想调控血糖，低GI食物来帮忙

　　GI是食物血糖生成指数，即食物引起血糖升高的能力。高GI食物进入人体胃肠后，消化快、吸收率高、葡萄糖释放快，血糖快速升高；低GI食物进入肠胃后，停留时间长、吸收率低、葡萄糖释放慢，血糖上升幅度较小。GI≤55的是低GI食物，55<GI<75的是中GI食物，GI≥75的是高GI食物。面条、通心粉、黑米、大麦、玉米、魔芋、豆腐等都是低GI食物。

对糖类的利用能力较弱，造成体内血糖过高

什么是糖尿病

糖尿病是由于遗传、免疫功能紊乱、感染、自由基毒素等原因导致的胰岛功能减退、胰岛素抵抗，从而引起糖、蛋白质、脂肪等代谢紊乱的综合征。

✚ 血糖，诊断糖尿病的"晴雨表"

诊断糖尿病有以下几项标准：患者有一些典型症状，如间歇跛行、四肢疼痛、皮肤瘙痒，以及突然性的饮食改变等。测定空腹血糖或餐后血糖，如果空腹血糖≥7.0 mmol/L，或者餐后血糖≥11.1mmol/L，则可以确诊患者为糖尿病。如果患者没有典型症状，测血糖值，空腹血糖≥7.0 mmol/L，或者测量餐后血糖≥11.1 mmol/L，可再重复一次，若重复测得的血糖值仍与前次一样，甚至比前次更高，则可以确诊患者为糖尿病。同样的，患者没有典型症状，测血糖，空腹血糖≥7.0 mmol/L，或者餐后血糖≥11.1 mmol/L，再接受糖耐量实验，2小时血糖≥11.1mmol/L，也可以确诊患者为糖尿病。

✚ 1型糖尿病：青少年健康的头号杀手

1型糖尿病即胰岛素依赖性糖尿病，是由于感染（以病毒感染为主)、毒物等原因，致使机体产生异常自身体液和细胞免疫应答，导致胰岛β细胞损伤，胰岛素分泌减少，属于自身免疫性疾病。很多患者体内都能检出抗胰岛β细胞抗体。由于胰腺产生胰岛素的细胞彻底损坏，失去了产生胰岛素的功能，在体内胰岛素绝对缺乏的情况下，体内血糖持续升高，所以出现糖尿病。这种糖尿病也称青年发病型糖尿病，多数患者在35岁以前发病，儿童也是这种糖尿病的主要对象。此类糖尿病患者大约占糖尿病总人数的10%。这种糖尿病需要依赖胰岛素治疗，病人从发病就要开始使用胰岛素，并且需要终身使用。

为什么现在糖尿病患者越来越多？

随着经济状况的日趋改善，面对各种美味的食物，大多数人都是随意吃喝，不加控制，这为日后引发糖尿病埋下了很深的隐患。另外，生活节奏加快使得人们的生活方式越来越不科学、不健康，人们的自我保健知识也很匮乏，这是导致糖尿病患者增多的最直接诱因。

✚2型糖尿病：中老年人健康的幕后黑手

2型糖尿病即非胰岛素依赖糖尿病，指的是患者不需要依赖胰岛素，可以通过口服降糖药来控制血糖。这种糖尿病是在各种致病因素的作用下，经过漫长的病理过程形成的。患者体内正常的血液结构平衡已被破坏，血液中的胰岛素效力相对减弱，经过体内反馈系统的启动，首先累及胰岛，使胰岛长期超负荷工作并失去代偿能力。如果这种情况持续下去，患者将彻底失去胰岛功能。

这种糖尿病也称为成人发病型糖尿病。患者通常在35～40岁以后发病，发病人数大约占糖尿病患者总人数的90%以上。这类糖尿病更多是由遗传和环境因素引起的。患者虽然体内产生胰岛素的功能并没有完全丧失，但是胰岛素的分泌却不正常，功效也大打折扣。患者体内的胰岛素依然处于相对缺乏状态。

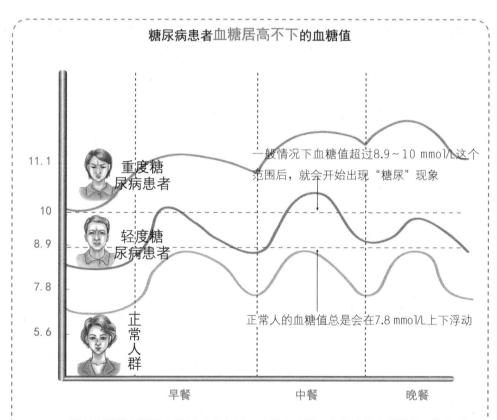

糖尿病患者血糖居高不下的血糖值

重度糖尿病患者

轻度糖尿病患者

正常人群

一般情况下血糖值超过8.9～10 mmol/L这个范围后，就会开始出现"糖尿"现象

正常人的血糖值总是会在7.8 mmol/L上下浮动

早餐　　中餐　　晚餐

健康人群的血糖值在经过三餐之后，一般会呈现一次急速的上升阶段，随着葡萄糖逐渐转化，身体各个器官对其加以吸收和利用，血糖值又会经历一个下降的过程。但糖尿病患者体内的血糖值却不符合此"规律"，一旦血糖值在餐后升高，之后几乎不会下降到正常值范围内。

这些人要警惕糖尿病

罹患糖尿病与多种因素都有关系，如遗传、环境、个体自身的免疫机制、不良的饮食和生活习惯等。

➕ 糖尿病都和糖有关吗

糖尿病，顾名思义，似乎直接与糖有关系。很多人因此也误以为糖尿病就是由于吃了过量的糖而引起的，并认为只要不吃糖就不会患糖尿病了。甚至许多人都觉得糖尿病患者只要是含有糖的食物都不能吃，这其实是一种误解。

糖吃多了确实对人体有许多坏处，但这并不意味着谈"糖"色变。糖尿病也并不一定单纯是因为吃糖引起的。健康人的血糖之所以正常，是由于他们的体内有足够的胰岛素进行调节。而在糖尿病患者的体内，胰岛素要么不足，要么绝对缺乏，这对糖调节产生了影响，使得血液中的血糖增加，从而导致糖尿病。许多研究都发现，遗传、环境、个体免疫机制、不良生活方式、年龄等，都是诱发糖尿病的主要因素，而这些因素和吃糖并没有直接关系。相反，糖尿病患者有节制地适量食用少量糖，反而有助于增强食欲，促进机体健康。

➕ 糖尿病也会遗传

据研究，无论1型糖尿病还是2型糖尿病，都明显与遗传相关。尤其是2型糖尿病患者受遗传基因的影响更强。根据调查统计的数据显示，凡是有糖尿病史的家族，其家族成员患有糖尿病的概率增高；如果双胞胎中有一个患了糖尿病，那么另一个也有40%以上的概率患上糖尿病。

另外，1型糖尿病主要是病毒和遗传共同作用的结果。患者体内原本就携带着糖尿病的遗传基因，在不慎感染了病毒后，如腮腺炎病毒、风疹病毒等，患者体内的免疫系统就会把受损的胰岛组织当成"异物"来对待，并产生相应的抗体，触发患者体内的自身免疫反应，引起胰岛炎，并导致胰岛中的β细胞被破坏，影响胰岛素分泌，从而引发糖尿病。

父母均患有或其中一人患有糖尿病，子女就一定会患糖尿病吗？

这种说法是错误的。相对于其他人来说，糖尿病患者子女肯定较容易患上糖尿病。有数据显示，如果父母双方均为糖尿病患者的话，那么子女在成长过程中的发病概率也会比普通人高出15倍左右，但这仅仅是一种概率。糖尿病家族所遗传的并不是疾病本身，而是疾病的易感性。

✚ 不良生活方式，糖尿病"首席杀手"

不良的生活方式和饮食习惯，是诱发2型糖尿病的主因。现代人日常饮食结构不合理，常常大量饮酒，过多摄入高脂肪、高蛋白、高热量的食物，而碳水化合物、富含纤维素的食物摄入量少；出门以车代步，每天8小时工作都限于办公室中，下班回家后一屁股坐在电视机或电脑前，长期缺乏体力活动和体育锻炼；精神长期过度紧张，郁闷焦虑，长期睡眠不足……这些自然就会导致体重增加、血压升高、血脂异常，引起胰腺分泌胰岛素的功能降低，使得机体出现胰岛素抵抗等，最终诱发糖尿病。

✚ 肥胖和饮食过量严重影响胰岛素分泌

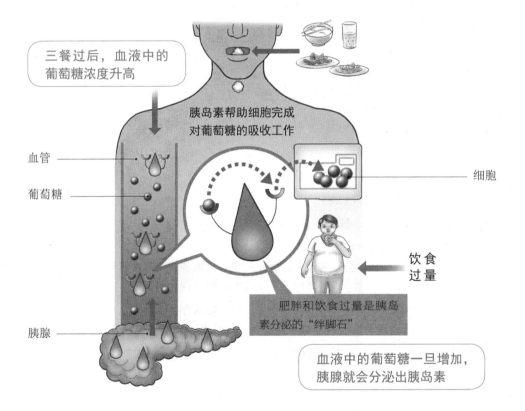

三餐过后，血液中的葡萄糖浓度升高

胰岛素帮助细胞完成对葡萄糖的吸收工作

血管

葡萄糖

细胞

饮食过量

肥胖和饮食过量是胰岛素分泌的"绊脚石"

胰腺

血液中的葡萄糖一旦增加，胰腺就会分泌出胰岛素

生活方式好，糖尿病来不了

糖尿病患者除了血糖高，血脂通常也高。所以不仅要按时、合理用药，更要养成良好的生活习惯。戒除高脂肪、高胆固醇的食物，不喝酒，尽量避免吃太甜或太咸的食物，控制每餐饮食总热量。肥胖的人要减肥，养成运动的好习惯，有助于血脂正常化，提高胰岛素的敏感性。

难道我患了糖尿病

作为一种代谢性慢性疾病，糖尿病在发病初期症状并不明显，不少患者都是在糖尿病合并了并发症以后才发现病情，这为治疗增加了难度。

✚ 身体突然发福需警惕

在40岁以后发病的糖尿病患者中，60%以上的人在发病时体重超重或十分肥胖。这种现象说明由于大量脂肪堆积体内，引起胰岛素抵抗、高胰岛素血症，肌肉和身体其他组织对葡萄糖的利用率降低，并逐渐发展为糖耐量递减，最终引发了糖尿病。

据研究，经常打呼噜的人患糖尿病的风险是普通人的两倍多。大约23%的糖尿病患者都伴有阻塞性睡眠呼吸暂停综合征。睡眠呼吸暂停的程度越严重，患糖尿病的概率就越大。

伤口难以愈合、眼皮下垂也是糖尿病患者早期可能出现的症状。糖尿病患者由于局部循环和代谢障碍，伤口不容易愈合，尤其是在外科手术后，伤口容易反复感染，并形成慢性溃疡。糖尿病还可能导致人体供应眼神经的血管缺血，引起眼睑下垂，并通常伴有眼球向内、向上、向下运动受限，出现复视。

✚ "三多一少"要注意

糖尿病患者普遍多尿、多饮、多食、消瘦，即"三多一少"。常见大量尿糖丢失的情况，平均每天失糖量多达500g以上，处于半饥饿状态，食欲亢进，食量剧增，总有吃不饱的感觉，并且由于多尿，体内水分丢失过多，糖尿病患者烦渴多饮，饮水量和饮水次数明显增多。尿越多，饮水越多。再加上血糖浓度高，水分不能被充分利用，也会尿多。血糖越高，排出的尿糖越多，尿也就越多。患者胰岛素不足，体内葡萄糖不能被充分利用，为了补充能量，会加速脂肪和蛋白质分解，致使碳水化合物、脂肪和蛋白质大量消耗。再加上水分丢失，患者容易体重减轻、形体消瘦，并出现疲乏无力、精神不振等症状。

我平时的工作压力很大，总喜欢通过暴饮暴食来缓解压力，这样会患上糖尿病吗？

压力过大是血糖升高的导火索。无论是身体上还是精神上的压力，过度疲劳都会引起自身胰岛素的抵抗。虽然胰岛素抵抗的成因至今还未完全清楚，但一般认为是人体内胰岛素的接收器出现了问题，胰岛素无法被正常分泌，人体对葡萄糖的耐受力被减弱，因此导致了糖尿病。

✚ 皮肤瘙痒勿大意

皮肤瘙痒并不是糖尿病必有的特点，但多数患者都出现过这样的症状。患者通常会感到皮肤瘙痒难耐，女性则时常外阴瘙痒，有的女性还会出现泌尿系统感染。女性外阴瘙痒常被误认为是细菌感染或者阴道炎症引起的，很容易被误诊。患者的皮肤还可能反复生长疖疮或者疖痈，皮肤的损伤或者手术伤口很难愈合，尤其四肢可能出现慢性的、难以愈合的溃疡。患者下肢通常有麻木感和烧灼感。另外，其他非典型症状还包括：多数患者双眼可能出现不明原因的视力减退、视物模糊。男性可能会出现性功能减退和勃起功能障碍，有的患者过早出现高血压、冠心病或脑卒中。在医院里进行尿液检查时，患者普遍存在蛋白尿。

✚ 糖尿病三大自觉症状

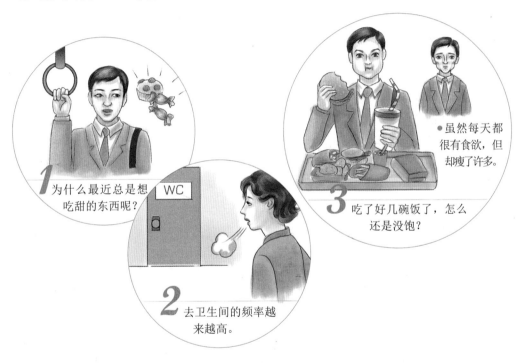

1 为什么最近总是想吃甜的东西呢？

2 去卫生间的频率越来越高。

3 吃了好几碗饭了，怎么还是没饱？

●虽然每天都很有食欲，但却瘦了许多。

测量颈围，及时预知糖尿病

据研究，当男性的颈围≥38cm，女性的颈围≥35cm时，即是体重超重的临界值；当男性的颈围≥39cm，女性的颈围≥35cm时，则是代谢综合征的临界值。测量颈围时，保持身体直立，双眼平视，双臂自然下垂，放松颈部，皮尺水平围绕颈后第七颈椎（埋头时能摸到颈后最突起处上缘），前面喉结下方，如果达到了临界值，就要警惕糖尿病了。

低脂少油、低盐低糖

糖尿病的黄金饮食原则

"吃"直接关系到糖尿病患者的血糖稳定性。每位患者都需要严格控制饮食，糖尿病患者的饮食究竟应该如何安排才合理呢？

✚ 低脂少油保平安

一般来说，糖尿病患者的日常饮食要以清淡为主，提倡低脂少油。尤其是肥胖型，或者血脂偏高的患者，更要戒除各种煎炸、油腻腥荤的高脂肪食物，如肥肉、五花肉、猪皮、鸡皮、鸭皮、蹄髈等。如果控制不好血糖，很容易使血清胆固醇升高，诱发糖尿病血管并发症、冠心病等。所以，像动物内脏、鱼卵、动物大脑、蛋黄等高胆固醇的食物，也要尽量少吃或者不吃。

在烹饪的时候，尽量使用植物油，如菜籽油、橄榄油、茶油及色拉油等，避免使用动物油、奶油、黄油及含油的高汤。

糖尿病患者可以适量多吃富含优质蛋白质的瘦肉、鱼虾。但是，如果患者并发肾脏病变，出现蛋白尿、少尿，或者电解质不正常、高血压、水肿等症状，那么也要限制对蛋白质的摄取量。

✚ 低盐低糖最健康

糖尿病患者应避免摄入过多的钠盐以免造成水潴留，使水肿的症状加重。患者每天食盐量不宜超过5g。含钠盐量较高的调味料，如豆瓣酱、辣椒酱；含钠盐高的腌制品，如酱菜、泡菜、榨菜、咸菜；以及含钠盐量高的加工食品，如肉松、腊肉、咸蛋、香肠、卤味等，都不宜多吃。

一些容易使血糖迅速升高的食物，如白糖、红糖、冰糖、蜂蜜、奶糖、蜜饯、水果罐头、汽水、果汁、冰激凌、甜饼干、蛋糕、糖制糕点等，都要尽量少吃或者不吃。如果患者需要限磷，就要避免食用各种奶制品、蛋黄、动物内脏、汽水、可乐、坚果和全谷类食物。肉食要先用白水煮熟后再烹饪，以帮助脱磷。

哪些食物降糖效果特别好？

苦瓜、洋葱、魔芋、南瓜、银耳等食物，降糖效果都很明显。以苦瓜为例，味道极苦，性味寒凉。但现代医学发现苦瓜的粗提取物，可以发挥类似胰岛素的作用，能够降低血糖，对糖尿病有很好的防治作用。

✚ 进食水果有讲究

糖尿病患者应少吃或不吃水果，因为水果普遍含有碳水化合物、葡萄糖、蔗糖和淀粉，吃了水果后消化吸收速度快，往往会导致血糖升高。不过，水果普遍含有丰富的果胶，果胶是一种水溶性膳食纤维，不仅能延缓人体对葡萄糖的吸收，而且有润滑肠道，促进排便的作用，所以便秘的糖尿病患者可以在病情稳定时，适量吃些水果。

水果应该选择含糖量低的品种，含糖量较高的如红枣、石榴、草莓、香蕉、桂圆等，不宜多吃，最好不吃。水果最好安排在两餐之间，在血糖下降时少量食用，不宜每餐都吃。

✚ 远离酒、咖啡与浓茶

糖尿病患者不宜饮酒，因为酒精会在体内产生大量热量，长期饮用对肝脏不利，还容易引起血清甘油三酯升高。尤其是服用磺胺类降糖药后，一旦饮酒，很容易出现心慌、气短、面颊潮红等症状；使用胰岛素的患者在饮酒后容易引起低血糖。所以，糖尿病患者忌饮酒，咖啡和浓茶也要尽量避免饮用。

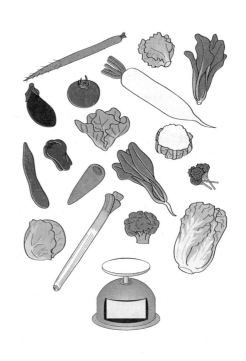

✚ 高纤维食品不离口

以燕麦、玉米、莜麦、荞麦、红薯为代表的粗杂粮，以及蔬菜、大豆及豆制品等，这些食物普遍富含膳食纤维、类黄酮素、抗氧化维生素等成分，有助于保护心血管，预防和减少糖尿病并发症的发生。大豆及豆制品中还富含蛋白质、无机食盐、不饱和脂肪酸等成分，有降低胆固醇和甘油三酯的作用；莜麦面、荞麦面、燕麦片、玉米面等，均含有多种微量元素、B族维生素等，能有效延缓血糖升高。

四个一、两个二，热量固定多种类

糖尿病患者的饮食应当每天坚持"四个一，两个二"的原则，即每天一个水果、一斤蔬菜、一个鸡蛋、一袋牛奶、二两肉、两勺油。每天最好吃20种以上不同种类的食物，包括各种谷物、蔬菜水果、肉蛋奶、豆类及豆制品、油脂等，才能满足身体需要的各种营养素。但需要注意的是，摄入体内的总热量不能超过身体的需要总量。

做好糖尿病的预防工作

糖尿病对患者伤害非常大。积极预防糖尿病具有十分重要的意义。事实上，只要及时采取合理的措施，糖尿病是完全可以预防和控制的。

✚ 良好的生活方式，助你远离糖尿病

我们知道，相当多的糖尿病患者，尤其是2型糖尿病患者，都是由于长期不健康的饮食习惯和生活方式才会患病的，而饮食习惯与生活方式则是完全可以由人的主观意志选择决定的，是可以彻底改变的。只要树立了正确的饮食观念，采取了合理的生活方式，完全可以最大限度地降低糖尿病的发生率。

要预防糖尿病，首先需要对公众进行健康普及教育，包括糖尿病患者及其家属，着力提高全社会对糖尿病危害的认识。尤其要加强以预防糖尿病为主的公共教育，帮助人们认识正确的饮食习惯、生活方式与糖尿病之间的关系，树立健康生活和健康饮食的观念，养成健康良好的饮食习惯和生活规律，彻底远离不健康的生活方式。

✚ 低脂肪高纤维，吃对食物不生病

肥胖的人很容易患上糖尿病。减肥并控制体重能有效地降低糖尿病发病率。所以在日常生活中要严格限制高糖和高脂肪食物。有糖尿病家族史，并且血清胆固醇较高的人，更要严格限制脂肪的摄入，避免大量摄入饱和脂肪酸。提倡低脂、高碳水化合物的膳食结构，每日摄入体内的总热量中，碳水化合物可以占50%～60%，脂肪则不宜超过30%。

膳食纤维有助于控制血糖，改善脂蛋白的构成，所以，富含膳食纤维的天然食品，像燕麦、小米等谷物类杂粮，可以适量多吃。醋能够减缓淀粉酶的分泌，放慢碳水化合物的消化速度，日常饮食中可以适量食用一些醋，如醋汁凉拌蔬菜等。

快餐普遍热量高、油脂多，易使人发胖，增加患糖尿病的风险，要尽量少吃或不吃。

如何才能有效预防糖尿病呢？

要想防止糖尿病的发生，就要做到定期接受检查，正确把握身体情况，通过适度运动和健康饮食来调节自己的身体。总体来说，自我克制及强大的耐力是必不可少的。糖尿病本身可以通过调节饮食和运动等生活习惯，以及合理用药来调治，因此在防治阶段，自觉地保持良好的生活习惯是关键。

✚ 勤锻炼是基础，常运动效果好

运动使人年轻，让人远离疾病，令人充满活力。运动是生命的重要组成部分。运动不仅能够帮助消耗身体多余的热量和脂肪，塑造健美的形体，维持肌肉力量，更能够给人以欣喜感和充实感。所以，健康的人生离不开运动。

据研究，经常性地参加体育运动，不仅能够减轻体重，增强心血管功能，还能激发胰岛细胞的活性，有效预防糖尿病及其并发症。科学家们还发现，只要每周坚持运动4小时，就能够有效预防糖尿病。如果每天能够坚持运动35分钟，即使体重没有变化，罹患糖尿病的风险也会下降80%。

当然，运动需要循序渐进，量力而行，结合自己的兴趣爱好。最好选择有氧运动，例如，游泳、爬山、慢跑、快走、打网球、打羽毛球、打乒乓球、跳绳等。只要能够持之以恒，就一定能见到效果。

✚ 糖尿病患者减肥要有度

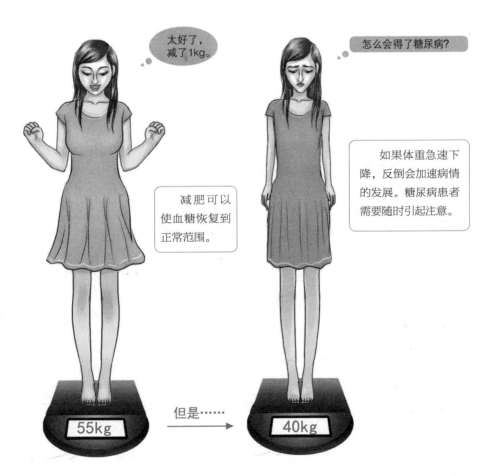

23

当心并发症悄悄接近你

糖尿病并发症是一种常见的慢性并发症，是由糖尿病病变转化来的，可以涉及一个脏器，也可以涉及多个脏器，是糖尿病患者死亡的主要原因。

✚ 糖尿病并发症，你了解多少

糖尿病并发症是糖尿病在发生、发展的过程中，整体病变的组成部分。大多并发症是由于患者长期高血糖、高血脂、血液高凝高黏、内分泌失调、高胰岛素血症或者动脉硬化及微血管病变引起的。

糖尿病并发症通常与糖尿病的病程长短和病情控制好坏有关。糖尿病的病程短或对病情控制比较好的患者，有可能不出现并发症，即使出现了并发症，病情也相对较轻。如果糖尿病的病程长，尤其是病情长期得不到良好的控制，患者就容易患上多种并发症。

糖尿病并发症包括：酮症酸中毒、非酮症性高渗性昏迷、乳酸性酸中毒、心脏病、脑血管病变、肢端坏疽、神经病变、肾病、视网膜病变，以及糖尿病引起的多种感染。由于糖尿病并发症几乎涉及人体各个脏器，所以糖尿病也被称为"百病之源"。

✚ 对症施救，防治急性并发症

糖尿病急性并发症是指患者在短时间内，由于胰岛素缺乏、严重感染、降糖药使用不当、血糖过高或者过低引起的急性代谢紊乱，包括糖尿病酮症酸中毒、高渗性非酮症糖尿病昏迷、乳酸性酸中毒和低血糖昏迷。

1型糖尿病患者酮症酸中毒主要是由于中断胰岛素，或者胰岛素用量不足引起的；2型糖尿病患者酮症酸中毒主要是由于感染、创伤、药物等因素引起的。

高渗性非酮症糖尿病昏迷主要是由于机体应激和感染、摄水量不足、失水过多或者脱水、高糖摄入或者输入，以及某些药物引起的。

乳酸性酸中毒主要是由于机体产生乳酸过多，或者乳酸清除不足引起的。机体组织器官缺氧，会使乳酸生成增加，造成乳酸堆积，最终引起中毒。

如何判断自己是否得了糖尿病呢？

糖尿病初期有六大自觉症状，分别是喉咙异常干燥、尿量和尿的次数明显增加、常有强烈的疲倦感、会突然很想吃甜食、食欲异常旺盛但是自己并没有察觉、虽有食欲但身体却明显消瘦。但若身体没有出现明显的六大自觉症状，也不可置之不理，应随时注意身体情况，以便及时就医。

➕ 容易危及生命的慢性并发症

糖尿病慢性并发症以心血管并发症居多，包括大血管病变，如心脏病、高血压、脑血管意外，以及微血管病变，如视网膜病变、肾病等。其他慢性并发症还有神经病变、糖尿病足，以及糖尿病引起的各种感染等。糖尿病慢性并发症是患者死亡的主要原因。

糖尿病之所以容易引起感染，是由于患者体内的高血糖有利于细菌繁殖，白细胞吞噬细菌的能力降低，患者抗感染力下降，因而出现泌尿道感染、呼吸道感染、皮肤感染等。高血糖还易使神经细胞和神经纤维产生病变，使有些患者出现腹泻、便秘、尿潴留、阳痿等症状。另外，由于末梢神经病变，下肢供血不足和细菌感染，会引起足部疼痛、溃疡、肢端坏疽等病变，称为糖尿病足。

➕ 糖尿病视网膜症，由浅入深的演变过程

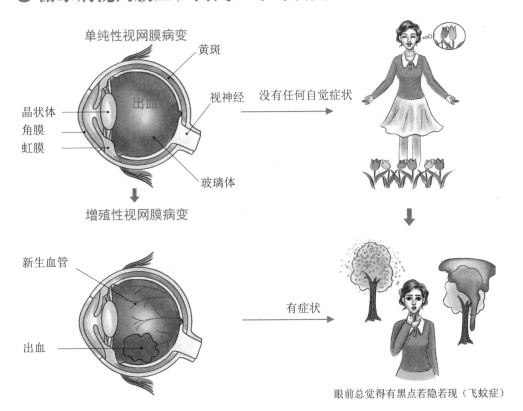

单纯性视网膜病变　黄斑　视神经　没有任何自觉症状

晶状体　角膜　虹膜　出血　玻璃体

增殖性视网膜病变

新生血管　出血　有症状

眼前总觉得有黑点若隐若现（飞蚊症）

积极治疗，综合调理，有效防治并发症

糖尿病患者要与医生配合，积极治疗糖尿病，控制血糖。长期坚持饮食疗法，每天坚持体育运动，严格控制体重，尤其是肥胖的患者更要努力减肥，加强预防血管病变。要定期对眼底、心电图、肾脏、神经系统进行检查，争取能够早期发现并发症，及时治疗。

✚ 老年人更要警惕并发症

老年人的内脏器官功能在逐渐减退，机体各方面的反应能力也越来越弱，糖尿病通常是老年人中的常见病、多发病。不过，很多老年人的糖尿病症状都较轻，有的甚至只出现慢性并发症或伴随症的一些症状，如动脉硬化、冠心病、高血压、高脂血症、肥胖、痛风、神经病变、肾脏病变、白内障、眼底病变等，直到因为心脑血管等疾病进行外科手术或并发感染才发现已患了糖尿病。另外，老年糖尿病患者由于糖、蛋白质、脂肪代谢紊乱，经常累及大血管、微血管和心肌，所以通常情况下心血管并发症比较严重，容易引发低血压、心绞痛、心肌梗死、心力衰竭，这也是老年糖尿病患者的主要死因。最后，老年糖尿病患者对周围环境适应能力弱，免疫力低，更容易患上呼吸系统和皮肤感染类并发症。

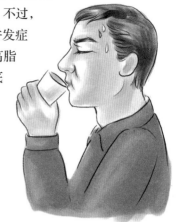

遵循医嘱、坚持服药是老年人预防并发症的有效途径之一。

✚ 糖尿病患者也需防低血糖

每个糖尿病患者都知道，要想使病情得到控制，就要控制好血糖。但有人以为控制血糖只需要一味地降血糖就万事大吉，却忽略了糖尿病患者不仅需要降血糖，也要预防低血糖。低血糖是糖尿病患者经常出现的一种急性并发症，通常起病急，来势猛，程度轻的可能出现肢体颤抖、出汗、疲乏无力、面色苍白、心慌眼黑、心动过速、明显饥饿等症状；程度严重的可能出现意识不清或者昏迷等症状，如果不能及时抢救，甚至可能引起生命危险。还有人以为，只要肚子饥饿就是低血糖，这种认识也不正确，人体出现饥饿感并不意味着就是低血糖，高血糖也同样可能引发饥饿感。胰岛素使用不当、口服降糖药不当、不定时进餐、体力活动过多、肝肾功能不全、饮酒等，都可能引起低血糖。

糖尿病患者须防肿瘤

与正常人相比，糖尿病患者更容易罹患各种肿瘤，如肝癌、大肠癌、胰腺癌、膀胱癌、非霍奇金淋巴瘤等。尤其是女性糖尿病患者并发恶性肿瘤的死亡率更是高于男性。据研究，糖尿病患者之所以更容易并发恶性肿瘤，主要是由于肥胖、体内的胰岛素抵抗，以及高胰岛素血症等原因。

✚ 保护听力不迟疑

　　糖尿病患者体内糖代谢紊乱，会致使内耳微小血管和神经受损，因此与正常人相比，糖尿病患者的听力更容易受损。当糖尿病患者出现以下症状时，就该及时检查听力，预防听力并发症：听别人说话时，总是让别人重复，经常听不清，或自己说话声音很大；和别人聊天总会漏掉一些信息，回答不出别人的问题；听不清尖细的高音；当别人对着自己说话时，看到别人嘴唇在动，却总听不清对方说什么；在嘈杂环境中，脑子总是闷闷的，听不到想要的信息；对于普通音量总是觉得声音太小，别人觉得合适的音量，自己总是听不清楚。一旦糖尿病患者出现以上这些症状，就要及时去检查。听力减退已是糖尿病患者的一种日益常见的并发症，病人的病程越长，年龄越大，此症状就越严重。

✚ 吸烟，并发口腔疾病没商量

　　糖尿病患者并发口腔疾病的概率是83.37%，为正常人的2～3倍，尤其是有抽烟习惯的糖尿病患者。另外，吸烟不仅会令2型糖尿病患者的牙周病发病率升高，还会使牙周疾病引起的牙周组织损坏加剧，并引起掉牙。经常抽烟的人，烟草中的有害物质既会损害牙周组织，又会影响牙周组织的血液循环，容易引起慢性牙龈炎症；同时，糖尿病还会引起牙周组织微循环障碍，妨碍牙周组织对氧和营养物质的吸收，使牙齿组织的修复率和再生率降低。另外，糖尿病和吸烟还同时会对骨骼的坚硬程度产生影响，造成牙槽骨量丧失，这也是糖尿病患者更容易患口腔疾病和掉牙的原因。

吸烟对糖尿病患者的口腔健康危害极大。

糖尿病患者要警惕尿毒症

　　如果糖尿病患者的汗液中带有一种尿臭味，并且汗液会在皮肤上形成结晶，同时出现皮肤瘙痒、口中呼出的气体也带有尿味等现象，还伴有恶心、呕吐等症状，一定要警惕患者是否到了糖尿病肾病中的尿毒症期。

糖尿病的治疗原则

糖尿病是一种慢性发展的全身性疾病。如不能有效治疗，将会逐渐损害身体各组织器官，造成器官功能障碍，并继发多种并发症，甚至危及生命。

✚ 正确认识，避免盲目求医

有的糖尿病患者并不了解糖尿病，虽然总是在看病吃药，却不知道自己为什么治疗，以及达到什么治疗目的。有的人一味迷信广告宣传，总想买到灵丹妙药，能够一劳永逸地根治糖尿病，结果反而延误了病情；还有的人看病吃药都是三天打鱼、两天晒网，凭着自己的感觉和兴趣，不能坚持……这些做法都是错误的。

糖尿病是属于机体内分泌代谢性疾病，是一种不可逆的慢性疾病，它是无法根治的。既然无法根治，为什么又需要积极治疗呢？因为糖尿病如果得不到及时有效的治疗，就会逐渐发展下去，损害身体各组织器官和细胞，引起各器官功能障碍，并发多种疾病，严重的还会危及生命。只有对糖尿病进行积极治疗，才能有效控制病情，预防并延缓各种并发症的发生，提高生命质量。

✚ 合理用药，控制血糖

治疗糖尿病，就必须首先控制好血糖，使每天24小时血糖值都在正常或者接近正常的范围以内：空腹血糖3.8~6.1mmol/L，饭后两小时血糖3.8~7.8mmol/L。这些数据是帮助判断糖尿病患者疗效和病情变化的最直观指标，也是有效预防和延缓糖尿病并发症的必要前提。

控制血糖，首先需要遵守医嘱，按时服用降糖药；其次要控制好饮食，合理安排膳食结构，少食多餐，严格控制每天摄入总热量；最后要坚持进行体育锻炼。

此外，糖尿病患者最好能够每周监测一次血糖外，除了要查空腹血糖外，饭后两小时、晚饭前和临睡前的血糖也要查。条件允许时应该三个月检查一次糖化血红蛋白，或者半个月检查一次糖化血清蛋白，这样才能够比较客观地反映出血糖的控制情况。

在什么时间自测血糖最合适？

患者在自测血糖时必须遵循空腹血糖值的原则，即患者在测量血糖时必须是空腹状态，这点非常重要。处于空腹状态时的血糖是糖尿病诊断的重要依据，这时的血糖水平正处于无饮食负荷的基础状态，能够很好地反映出患者的基础胰岛素水平。

✚ 改善代谢和循环，积极防治并发症

治疗糖尿病的第二个目标是积极预防和延缓糖尿病并发症。糖尿病是一种代谢障碍性疾病，患者的血液通常处于高凝状态，极易形成血栓，血管、神经、眼、肾、心、脑、皮肤等组织器官的正常功能都容易受到伤害，并最终引发多种并发症。积极治疗糖尿病，合理服用降糖药，控制好血糖，是预防和延缓各种糖尿病并发症的第一步。

患者除了服用降糖药外，还应该遵守医嘱，结合使用一些能够改善血液循环和机体代谢的药物，帮助阻止各种并发症的发生。目前不少中药都有综合改善机体代谢循环的作用，而且服用比较安全，对肝脏的损害较小，不容易出现太多副作用。还有一些益气养阴、活血的中药，如活血通脉胶囊等，在降血脂的同时能改善循环和代谢，达到预防和治疗并发症的目的，可以咨询医生，适量服用。

✚ 双管齐下，控制血糖和并发症

对于患有糖尿病并发症的患者，一方面要积极治疗糖尿病，遵照医嘱，按时服用降糖药或者注射胰岛素，严格控制好血糖；另一方面要及早发现积极治疗并发症，尽量控制并发症的病情，努力阻止并发症进一步发展。因为糖尿病并发症在早期不容易被发现，但到了晚期几乎无药可治，就只能尽量帮助患者减轻痛苦，延长生命。所以，只有早发现、早治疗，才能够有效阻止并发症的恶化。

另外，患了糖尿病并发症，因为在服用降糖药的同时还要服用控制和治疗并发症的药物，有些药物相互作用可能会产生不良影响，尤其是患有多种并发症的人，用药也会比较多，在服用药物时更要注意各种药物之间的相互作用，做到合理用药。无论如何一定要严格遵守医嘱，控制好用药的种类。

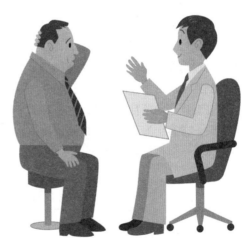

遵守医嘱，合理用药。

糖尿病患者如何控制每日饮食量？

糖尿病患者每天需要的总热量可以按每千克标准体重25～30千焦估算。其中，糖类（主食）每天200～300g；蛋白质不宜超过总热量的20%，有蛋白尿或慢性肾功能不全的人，更要减少蛋白质的摄入量。肥胖的人每天摄入的总热量要减去250～500千焦，才能达到减肥目的。

✚ 饮食治疗是基础

饮食治疗是糖尿病患者的基础疗法。调整饮食结构，养成良好的饮食习惯，合理控制饮食总热量的摄入，根据体重适当减少总能量的摄入，尤其是超重和肥胖的人更应如此。这样做不仅有助于控制血糖，还有助于防治高血压、血脂异常等并发症。饮食治疗能够达到并维持理想的血糖水平，降低心血管疾病的发生率，减轻胰岛 β 细胞的负荷，保持合理体重。具体来说，膳食中由脂肪提供的能量不宜超过饮食总能量的30%；碳水化合物提供的能量大约占总能量的50%~60%。肾功能正常的糖尿病患者，蛋白质的摄入量占总热量的10%~15%。患者不宜饮酒，可以多食豆类、富含纤维的谷物、水果、蔬菜和全麦食物。

✚ 运动治疗是助力

对于糖尿病患者，运动是一种很好的治疗方法，能帮助病人增强抵抗力，促进胰岛素敏感，更有利于血糖控制。不过在采取运动疗法时，一定要遵守糖尿病患者的运动疗法原则。要根据不同的年龄、病情、心功能等制订合适的锻炼计划。糖尿病患者可以选择不同的有氧运动项目。一般来说，年龄大、体质比较差的人应该选择步行、打太极拳、平地骑自行车等低强度运动；体质比较好的人可以选择慢跑、快走、老年体操等中等强度的运动。每周运动3~4次比较合理。在选择低强度运动项目时，应以20分钟为一个时间段，进行中等强度运动时可以持续10分钟后休息一会儿。

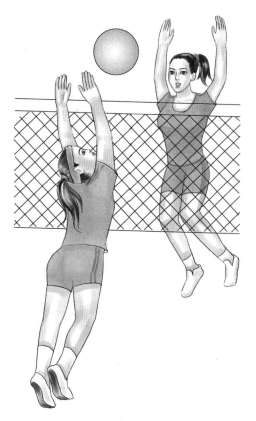

运动不仅能降低血糖，还能保持身体健康。

血糖控制差，早用胰岛素

如果血糖控制不好，应尽早使用胰岛素治疗。进行早期胰岛素强化治疗，可以迅速消除糖毒性和脂毒性对胰岛 β 细胞的损伤，减轻胰岛 β 细胞的负担，改善胰岛素分泌功能，增加外周组织对胰岛素的敏感性，预防或延缓慢性并发症的发生。

Part 2

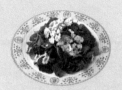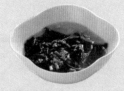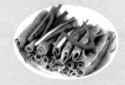

糖尿病并发症的饮食调理

　　据统计，全球范围内每30秒就有1个人因为糖尿病而截肢，假如患者的病情能够得到有效控制，那么其中85%的截肢都是可以避免的；每10秒就有1个人死于糖尿病相关性疾病，假如能有效延缓糖尿病并发症的发生，那么就会少一些人死亡，多一些人长寿。在发达国家，糖尿病也是成年人失明和视力障碍的主要原因。那么，如何避免糖尿病并发症的发生，同时又能抑制病情的发展呢？让我们在日常饮食中找到答案。

适量进食低糖水果，多菜少肉

糖尿病并发足病怎么吃

糖尿病足病是严重并发症之一，在饮食方面应注意控制总的热量摄入，而不是限制摄入食物的种类。要学会在什么情况下吃，吃什么，如何吃。另外还应该采取少食多餐的方法，这样做有利于控制血糖，使血糖趋于平稳。

➕ 糖尿病并发足病的表现形式及危害

在糖尿病并发足病早期，由于下肢缺血，肌肉供血不足，患者间歇性跛行，停止行走或休息后有所缓解。病变中期时，下肢缺血加重，不行走也会疼痛，即静息痛，夜间疼痛更加剧烈；有些患者肢端出现溃疡坏疽。患者局部皮肤营养不良，干燥裂痕，易受外伤感染。到晚期很难治愈，往往需要截肢治疗。

😀 疾病小知识

营养治疗是关键

糖尿病并发足病，营养治疗是关键。通过营养治疗来达到维持或改善健康状况的目的。通过注射胰岛素、口服降糖药、合理的饮食和体育运动来控制血糖，使血脂和体重都维持在理想水平。针对患者具体情况，保证日常生活所需的各种营养素。

😀 来自医师的忠告

足部护理有讲究

每天用40℃左右的温水泡脚，保持足部卫生。泡脚时间应为15分钟，不宜过长，洗完后要用柔软干燥的毛巾擦脚。冬季皮肤易干裂，可以涂抹润肤霜，汗脚可以适量用些滑石粉。经常检查双足皮肤，如果有伤一定要到医院诊治，切勿擅自处理。

❤ 这样搭配效果好

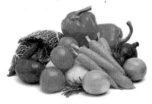

新鲜蔬菜对恢复健康十分有好处。

● 每餐饮食多样化，碳水化合物、蛋白质、油脂、维生素和无机食盐等尽量合理搭配，控制每天摄入的饮食总热量。一次不宜吃太多，可以少食多餐。

● 适量食用含糖量低的水果，如青梅、橙子、柠檬、李子、杏等。

● 多吃蔬菜少吃肉，每天应保证500g以上的新鲜蔬菜，其中50%应为绿叶蔬菜；限制主食；肉类以鱼肉、鸡肉为主。

🍴 降糖食谱大集合

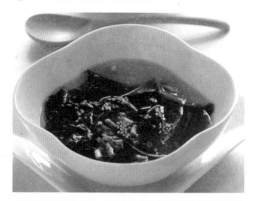

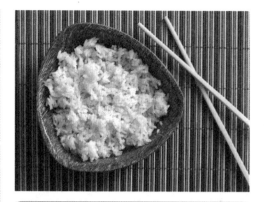

海带汤

材料

A		B	
海带丝	250g	食盐、鸡精	各3g
虾米	20g	油	5ml
姜末、葱花	各10g	胡椒粉	1g

 海带丝　 虾米　 葱　　姜

做法

❶ 海带丝洗净，虾米泡发洗净备用。

❷ 炒锅放油烧热，放入葱花、姜末爆香，加水和食盐。

❸ 放入虾米等所有食材，烧沸后煮10分钟，调入胡椒粉、鸡精即可。

功效

软坚散结、通利小便、降脂降压。

薏仁糙米饭

材料

A	
糙米	100g
薏仁	50g

 糙米　 薏仁

做法

❶ 糙米、薏仁洗净后泡3小时。

❷ 将所有食材放入电饭锅中，加适量水后，按"煮饭"键，等待煮熟即可。

功效

有抗癌效果，可以改善湿疹、皮肤病。

❤ 日常生活之食疗提醒

糙米食用宜忌

● 适合肥胖、胃肠功能障碍、贫血、便秘人士。

● 与红薯同食可减肥。

● 与枸杞同食养肝明目。

● 忌与牛奶同食，会令维生素A大量流失。

🍴 降糖食谱大集合

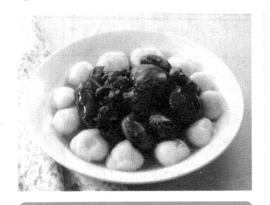

油菜炒香菇

材料

A	油菜	250g	B	食用油	5ml
	香菇	250g		蚝油	5ml
				食盐	2g

油菜 　　香菇

做法

❶ 油菜洗净沥水，香菇洗净切块。

❷ 炒锅倒油烧热后，放入油菜和少量食盐炒熟装盘。

❸ 炒锅放油烧热，倒入香菇炒香，放入蚝油、适量水煮熟收汤，摆在油菜上即可。

功效

排毒通便，防治便秘，降血脂。

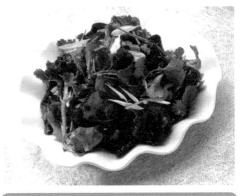

凉拌木耳

材料

A	水发木耳	50g	B	油	5ml
	青、红椒	50g		食盐	2g
	香菜	20g		醋、生抽	各5ml

木耳 　　青、红椒 　　香菜

做法

❶ 木耳洗净，焯水后装盘；青、红椒洗净切丝。

❷ 炒锅倒油烧热，放入生抽、醋、食盐调匀后浇到木耳上，放入青、红椒丝拌匀后，撒上香菜即可。

功效

增强免疫力，防癌抗癌。

❤ 日常生活之食疗提醒

并发糖尿病足病的患者，切忌在餐后吃水果。水果宜空腹吃。一般来说，上午9:00～9:30，下午15:00～16:00，晚上21:00左右，是进食水果的最佳时间。也可以把水果作为加餐食品，既能预防低血糖，又可避免血糖出现大幅波动。

✚ 降糖食材大解析

玉米

强化胰岛素功能

性味：性平、味甘　别名：苞谷、苞米

玉米富含碳水化合物、亚油酸、核黄素、钙、谷胱甘肽、镁、硒、维生素E、维生素C等营养元素，能够降血压和胆固醇，有效预防心脏病及多种癌症，促进细胞分裂，延缓衰老，防止皮肤病变，缓解动脉硬化，预防脑功能衰退。

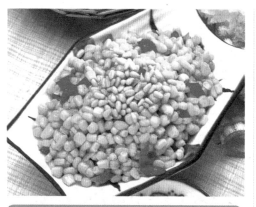

松仁玉米

材料

A		B	
玉米粒	250g	油	5ml
松子仁	100g	味精	3g
青、红辣椒	2个	葱花、食盐	各5g

做法

❶ 玉米粒洗净后煮至八成熟，沥水备用。

❷ 青、红辣椒洗净切丁；松子仁炒香。

❸ 炒锅倒油烧热，放入葱花爆香，放入玉米粒、辣椒、松子仁略炒，调入食盐、适量水煮至玉米熟透，调入味精即可。

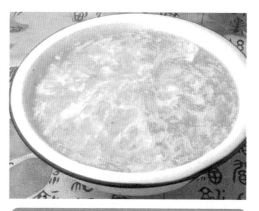

玉米鸡蛋羹

材料

A		B	
鲜玉米粒	100g	香油	2ml
鸡蛋	2个	酱油	5ml

做法

❶ 玉米粒洗净后放入榨汁机，加适量凉开水榨成汁。

❷ 鸡蛋打入碗中搅拌成蛋液，再倒入玉米汁继续拌匀。

❸ 把玉米蛋液放入蒸锅，大火蒸10分钟，淋上香油、酱油即可。

♥ 烹调小贴士

● 玉米的很多营养都集中在玉米胚芽中，吃玉米时，最好把胚芽全部吃掉。

● 虽然烹调会令玉米损失部分维生素C，不过在加热的过程中，玉米却获得了更高的抗氧化剂活性和营养价值，所以玉米最好熟吃。

● 玉米发霉后会产生致癌物，因此发霉的玉米千万不能吃。

以高热量、易消化的流食为主，保证水分和营养

糖尿病并发脑病怎么吃

必须保证患者有足够的水分及一定的营养摄入。除了静脉滴注补充液体外，昏迷的无吞咽功能患者，需要用鼻饲流质饮食，热量方面不必按照糖尿病饮食要求来计算，应给高能量、易消化又不损害胃肠黏膜的流质。

✚ 糖尿病并发脑病的表现形式及危害

患者体内胰岛素分泌不足会导致高血糖，长期慢性高血糖则会造成毛细血管基底膜增厚，管腔狭窄，再加上患者脂代谢紊乱，使得血液黏稠度升高，血流缓慢，引起脑血流量减少，影响认知功能。患者大脑对信息的认识、加工、整合等过程就会出现障碍，导致学习记忆功能受损，认知反应和处理能力下降。

☻ 疾病小知识

陪伴护理，谨防意外

患者时常伴有意识障碍，如嗜睡、昏睡、意识模糊等，病情轻的对外界刺激仍有反应。患者如能唤醒，且能正确回答问题，但又很快入睡，则为嗜睡；如需大声多次呼唤才醒，不能正确回答问题，为昏睡；如唤不醒，就是昏迷。因此患者最好有人陪伴在侧，以防意外。

☻ 来自医师的忠告

侧卧睡眠，防止窒息

患者昏睡时一定要侧卧。头偏向一侧，保持呼吸道通畅，避免分泌物或呕吐物误入气管引起窒息。另外还需要随时为患者吸痰。呼吸衰竭的患者还要吸氧，要使用人工呼吸器辅助呼吸。预防肺部及泌尿道感染，预防吸入性或坠积性肺炎。

♥ 这样搭配效果好

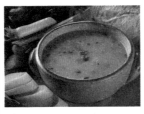

易消化的流食是并发脑病患者的主要食物。

● 保证患者体内有足够的水分和营养，可以通过静脉注射补充体液。

● 对昏迷而且没有吞咽能力的患者，要用鼻饲流质饮食。

● 患者胃肠功能差，酸中毒严重，整个消化道有不同程度的糜烂，所以需要给予高热量、易消化、不损害胃肠黏膜的流质饮食，热量可以不按糖尿病饮食的要求计算。

🍴 降糖食谱大集合

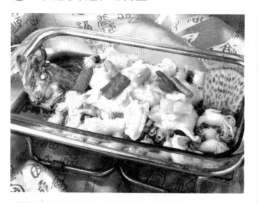

清蒸鲫鱼

材料

A			B		
鲫鱼	1条		油	3ml	
青、红椒	50g		食盐	5g	
魔芋	50g		酱油	3ml	

鲫鱼　　青、红椒　　魔芋　　酱油

做法

❶ 鲫鱼清理干净后码上食盐、酱油略腌；青红椒和魔芋洗净切丝待用。

❷ 蒸锅放水烧沸，放入鲫鱼、青红椒和魔芋丝，蒸15分钟出锅。

❸ 油倒入炒锅烧热后淋在鱼上即可。

功效

低脂少油，补虚养身。

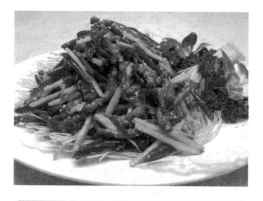

鸡丝芹菜

材料

A			B		
芹菜	400g		油	5ml	
鸡胸肉	50g		食盐	5g	
红辣椒	50g		蚝油	4ml	

鸡胸肉　　芹菜　　红辣椒

做法

❶ 芹菜、红辣椒分别洗净切段；鸡胸肉洗净切丝待用。

❷ 炒锅放油烧热，放入鸡胸肉炒2分钟，再放入芹菜、辣椒翻炒至熟。

❸ 调入食盐、蚝油炒匀即可。

功效

减脂降压，排毒通便，防治动脉硬化。

♡ 日常生活之食疗提醒

鲫鱼烹饪窍门

鲫鱼富含蛋白质、钙、磷、铁等营养物质，有和中补虚、除湿利水、健脾开胃的作用。

● 鲫鱼去鳞，剖腹洗净后，用黄油或牛奶浸泡一会儿，能去除鱼腥味，并且可使鱼肉滋味更鲜美。

● 烹饪鲫鱼，忌与大蒜、芥菜、沙参、蜂蜜、猪肝、鸡肉，以及中药麦冬、厚朴搭配。

🍴 降糖食谱大集合

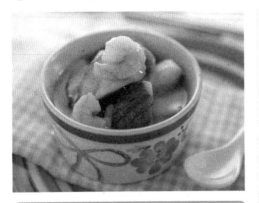

丝瓜虾仁汤

材料

A	丝瓜	500g	B	油	4ml
	虾仁	300g		味精、食盐	各5g
	葱花	6g		水淀粉	2ml

丝瓜　　　　虾仁　　　　葱花

做法

❶ 丝瓜去皮洗净切块；虾仁去掉虾线，洗净备用，并用食盐和水淀粉略腌。

❷ 炒锅放油烧热，放入丝瓜炒2分钟后加水，烧沸后放入虾仁煮熟。

❸ 放入食盐、味精、葱花即可。

功效

健脾开胃，降脂减肥。

蒜薹炒牛肚

材料

A	牛肚	1个	B	料酒、醋	3ml
	蒜薹	250g		香油	2ml
	红辣椒	1个		生粉、食盐	各5g

牛肚　　　　红辣椒　　　蒜薹

做法

❶ 牛肚洗净后煮软切丝，再继续煮至熟烂后捞出沥水。

❷ 红辣椒洗净切丝，蒜薹洗净切段。醋、料酒、生粉、香油、食盐混合成调味汁。

❸ 炒锅放油烧热，放入蒜薹、红辣椒炒熟，再放入肚丝炒匀，淋入调味汁即可。

功效

有补虚益气的功效。

❤ 日常生活之食疗提醒

蒜薹食用宜忌

蒜薹富含膳食纤维、多种维生素和多种矿物及微量元素，营养价值很高。

● 脾胃不好、消化不良的人不宜多食蒜薹。

● 大量食用蒜薹会在一定程度上影响视力。

● 蒜薹虽有保护肝脏的作用，但大量食用反而对肝脏有害，故肝病患者不宜多食。

降糖食材大解析

南瓜

促进胰岛素正常分泌

性味：性温，味甘　别名：番瓜、北瓜

　　南瓜中含有丰富的钴元素，能够促进人体新陈代谢，增强人体的造血功能，同时钴还参与人体内部维生素B$_{12}$的合成，是人体胰岛细胞必需的一种微量元素，能有效防治糖尿病，降低人体血糖。

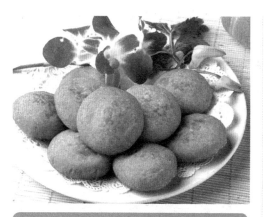

南瓜饼

材料

A
| 南瓜 | 500g |
| 糯米粉 | 300g |

做法

❶ 南瓜削皮洗净切片并蒸熟，再压成南瓜泥。

❷ 南瓜泥和糯米粉按1∶1的比例混合揉成面团，分若干小块，分别揉按成饼形。

❸ 平底锅放油烧热，放入南瓜小饼煎至两面金黄即可。

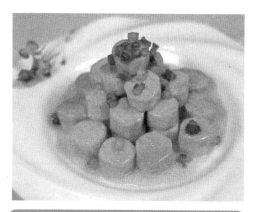

南瓜蒸肉

材料

A
南瓜	500g
五花肉	500g
蒸肉粉	60g

B
葱花、姜末	各5g
料酒、酱油	各5ml
鸡精	3g

做法

❶ 五花肉洗净切片，放入料酒、酱油、鸡精、葱花、姜末略腌，再拌入蒸肉粉。

❷ 南瓜削皮洗净切片，放在盘底，再摆上米粉肉片，放入蒸锅蒸熟即可。

♥ 烹调小贴士

● 南瓜切开后保存容易从心部变质，最好先把南瓜的内部掏空再用保鲜膜包好，此时放入冰箱冷藏，能存放一周左右。

● 南瓜皮富含胡萝卜素和维生素，所以最好连皮一同食用。

● 南瓜心富含胡萝卜素，尽量全部食用。

糖尿病并发心脏病怎么吃

患者应当在主治医生及专业营养师的指导下，按照每个人的具体情况制订饮食计划。应当以淀粉类食物作为主食，如土豆、山药、红薯等。可以适当在饮食计划中多加入些新鲜的蔬果，此外还要严格限制动物类脂肪的摄入。

✚ 糖尿病并发心脏病的表现形式及危害

广义的糖尿病并发心脏病包括冠状动脉粥样硬化性心脏病、糖尿病心肌病，以及糖尿病心脏自主神经病变等。糖尿病并发心脏病通常表现为严重心律失常，心脏肥大，肺部瘀血，充血性心力衰竭，以及无痛性心肌梗死、梗死面积比较大，穿壁梗死多等。患者的病情通常都比较严重，而且治疗的效果较差。

☺ 疾病小知识

定期检查防意外

患者应该经常检查心脏，做心电图。因为糖尿病通常会引起神经病变，患者对疼痛不敏感，这导致许多并发心脏病的患者没有任何症状，以致容易忽视病情，错过治疗时机，甚至引发猝死。所以患者要定期做心电图等检查，必要时通过冠状动脉造影确诊。

☺ 来自医师的忠告

合理饮食、坚持运动

因为低血糖容易诱发心绞痛或心肌梗死，所以患者既要控制血糖，又要防止低血糖。可采用饮食治疗结合运动疗法。饮食治疗是基本措施，要长期严格控制饮食总热量，以低脂肪高纤维饮食为主，戒烟戒酒，适量运动，逐渐改善心肌代谢状态，加强循环系统功能。

♥ 这样搭配效果好

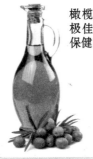

橄榄油具有极佳的天然保健功效。

● 控制钠食盐摄入量。每日钠食盐量不宜超过3克，咸菜、榨菜、酱豆腐等尽量少吃或不吃。

● 多吃低热量食物，节制饮食，控制体重。

● 严格限制脂肪和胆固醇的摄入量。含动物性脂肪和胆固醇较高的食物，如肥肉、动物内脏、蛋黄、鱼子等，尽量少吃或不吃。可适量食用植物油和豆制品。

降糖食谱大集合

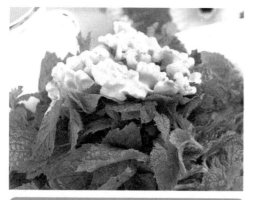

十香菜拌核桃仁

材料

A			B		
十香菜	50g		食盐		5g
核桃仁	100g		生抽		3ml
蒜泥	5g		香油、辣椒油		各5ml

十香菜　　核桃　　蒜

做法

1. 核桃仁用食盐腌渍备用；十香菜洗净沥水。
2. 蒜泥、生抽、辣椒油、香油放在碗中做成调味汁。
3. 把十香菜和核桃仁放在盘中，淋入调味汁即可。

功效

健脾开胃，健脑益智，消食化积。

毛豆橘子奶

材料

A			B		
鲜毛豆	250g		牛奶		200ml
橘子	250g				

橘子　　鲜毛豆　　牛奶

做法

1. 毛豆洗净煮熟；橘子剥皮去籽粒。
2. 把毛豆、橘子放进榨汁机，加适量凉开水榨成汁。
3. 牛奶和毛豆橘子汁按1∶1的比例兑在一起即成饮品。

功效

帮助消化，润肠通便。

日常生活之食疗提醒

十香菜宜忌

十香菜盛产于我国河南地区，性温味辛，入肺经、肝经，并含有挥发油，有利尿通便、强身健体、醒脑益智的功效。它与核桃仁搭配食用，有健脾消食的作用，还能增强记忆力。

● 尤其适合孕妇、中老年人、过度劳累的人。

● 患有皮肤瘙痒病的人群忌食。

🍴 降糖食谱大集合

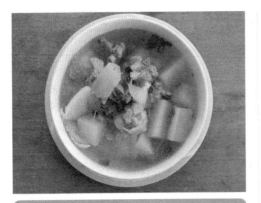

白萝卜排骨汤

材料

A
排骨	500g
白萝卜	500g
姜片、茶叶	各10g

B
白胡椒粉	1g
干红辣椒	3g
食盐、陈皮	各5g

排骨　　白萝卜　　姜　　干红辣椒

做法

❶ 白萝卜去皮洗净切薄片；茶叶、陈皮用纱布包起，干红辣椒备用。排骨洗净切块后焯水。

❷ 砂锅中倒入温水，放入排骨、姜片、干红辣椒和调料包，烧开后改小火煮2小时，放入白萝卜继续煮20分钟，调入食盐、白胡椒粉即可。

功效

健脾开胃，消食去积，消脂降压。

豆腐皮卷肉

材料

A
瘦肉馅	250g
豆腐皮	2张
鸡蛋	1个
胡椒粉	5g

B
葱叶、红椒	各8g
油	5ml
香油	3ml
食盐	5g

瘦肉馅　　豆腐皮　　鸡蛋

做法

❶ 鸡蛋、食盐、胡椒粉拌入肉馅，加适量水调匀备用。

❷ 豆腐皮铺开，均匀抹层肉馅后卷起，放入蒸锅蒸20分钟，然后在豆腐卷上抹层香油。

❸ 炒锅倒油烧热，放入豆腐卷，煎至表皮微焦后切小段，以葱叶、红椒点缀装盘即可。

功效

促进食欲，降低胆固醇。

❤ 日常生活之食疗提醒

牛肉烹饪窍门

● 牛肉蛋白质含量高、脂肪含量低，被誉为"肉中骄子"。牛肉纤维组织和结缔组织较多，横切才能把长纤维切断，如果顺着纤维组织切，不但很难入味，而且嚼不烂。

⊕ 降糖食材大解析

性味：性平，味甘　　别名：乌豆

黑豆

强化胰腺功能

黑豆富含蛋白质、维生素、矿物质，以及锌、铜、镁、钼、硒、氟等多种微量元素，有消肿下气、润肺燥热、活血利水、祛风除痹、补血安神、明目健脾、解毒的功效，能够延缓人体衰老，降低血液黏稠度。

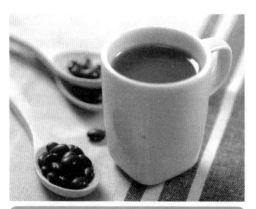

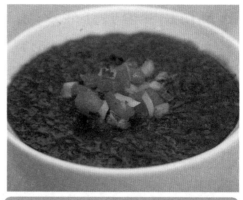

黑豆豆浆

材料

A　黑豆　　100g

黑豆

做法

❶ 黑豆提前一天洗干净，再用清水浸泡。

❷ 把泡好的黑豆放进全自动豆浆机中，加适量水搅打成豆浆。

黑豆大麦粥

材料

A　黑豆　　100g
　　大麦　　100g

黑豆　　　**大麦**

做法

❶ 黑豆和大麦提前洗干净并用清水浸泡。

❷ 把泡好的黑豆和大麦放进锅中，加适量水，大火烧沸后改小火煮至熟烂。

♡ 烹调小贴士

● 黑豆不管是用来煮粥、熬汤，还是打豆浆，在烹饪前都需要连续浸泡5小时以上。

● 黑豆在浸泡过程中，会有部分营养物质流失到水中，所以最好洗干净后再用清水浸泡，浸泡黑豆的水可以直接利用，无须倒掉。

● 食物或者药物中毒的人，用黑豆与甘草一同煎水饮用，有解毒作用。

糖尿病并发肾功能衰竭怎么吃

对于糖尿病并发肾功能衰竭的患者来说，饮食调理是十分关键的一个环节。特别是那些到了晚期病情较为严重的患者，饮食方面更是要求甚高。在摄取优质的蛋白质及保证足够热量的前提下，应严格控制水分和盐分的摄入。

➕ 糖尿病并发肾功能衰竭的表现形式及危害

患者尿量突然下降到每天400ml以下，并且由于体内水分、钠食盐、代谢产物，以及毒素潴留，还会引起高血压和水肿。如不及时治疗，任由病情继续发展，患者会出现血压增高和心衰的症状，甚至急性肺水肿。这是一种非常危险的并发症，即使治好也会遗留永久性的肾功能损害。因此，早期的预防和治疗十分重要。

😊 疾病小知识

定期查尿，合理用药

定期体检，尤其要查尿微量白蛋白。如果出现微量尿白蛋白，要在医生指导下服用相关药物，减少尿白蛋白，延缓肾损害。同时还要控制血糖，维持血糖稳定。但在出现肾功能衰竭时，原则上不宜再口服降糖药，而应采用胰岛素治疗，以短效胰岛素为宜。

😊 来自医师的忠告

低食盐低蛋白，降脂又戒烟

适量限制蛋白质摄入，减少尿白蛋白排泄，延缓肾功能恶化。饮食尽量低食盐，及时补充铁质、钙质。还要严格控制高血脂，因为低密度脂蛋白、胆固醇增高，都是发生蛋白尿的危险因素。血脂异常或紊乱的患者要进行降脂治疗。

💗 这样搭配效果好

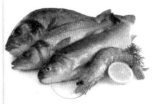

生理价值高的动物性蛋白质食物是最佳选择。

● 可适量摄入淀粉类食物，如山药、土豆、藕粉等。
● 应限制蛋白质摄入，适量喝牛奶，吃鸡肉。豆类及豆制品尽量少食或不食。
● 应限制高磷饮食，忌食动物内脏、南瓜子等干果；可适量补充高钙食物，如海带等。瘦肉等含磷量高的食物，食用或烹饪前先用水煮，减少磷的摄入量。

⑪ 降糖食谱大集合

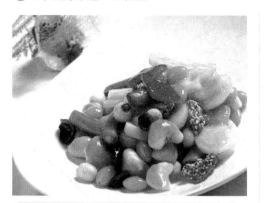

荷塘藕飘香

材料

A	莲藕	250g		黄豆	20g
	青、红椒	50g	B	黑豆	20g
	各类干果	各20g		鸡精、食盐	各5g

莲藕

青、红椒

各类干果

做法

❶ 莲藕洗净切成粒状，青、红椒去籽，洗净切丝，黄豆、黑豆浸泡6小时后待用。

❷ 炒锅放油烧热，依次放入各类干果、黄豆、黑豆、莲藕炒熟，调入食盐和鸡精后盛出装盘，用青、红椒点缀即可。

功效

健脾开胃，清热生津，降脂减肥。

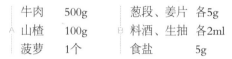

山楂牛肉炒菠萝

材料

A	牛肉	500g		葱段、姜片	各5g
	山楂	100g	B	料酒、生抽	各2ml
	菠萝	1个		食盐	5g

牛肉

山楂

菠萝

做法

❶ 菠萝果肉切块并用食盐水浸泡。

❷ 山楂洗净去籽粒；牛肉洗净切片，拌入生抽、食盐、料酒略腌。

❸ 炒锅倒油烧热，倒入牛肉、山楂翻炒2分钟，放入葱段、姜片和菠萝肉炒匀，加水煮熟勾芡即可。

功效

补中益气，促进消化，降血脂。

◯ 日常生活之食疗提醒

菠萝宜忌

● 菠萝中含有人体需要的维生素和天然矿物质，能有效促进消化。菠萝果汁还可以分解脂肪，肥胖的糖尿病患者每天适量食用菠萝，能帮助减肥。但菠萝不宜过量食用。

● 低血压、内脏下垂的人不宜多食。

🍴 降糖食谱大集合

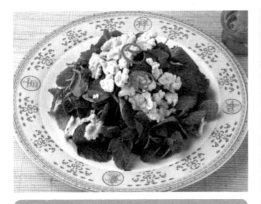

薄荷拌核桃仁

材料

A	核桃仁	100g	B	鸡精	5g
	薄荷叶	200g		醋	5ml
	食盐	5g		香油	1ml

核桃仁　　**薄荷叶**　　**食盐**

做法

① 薄荷叶洗净略焯并沥水，核桃仁备用。

② 薄荷叶和核桃仁放入盘中，放入食盐、鸡精、醋、香油拌匀即可。

功效

　　清热解毒，健脑提神，消炎止痒。

苦瓜炒虾仁

材料

A	苦瓜	2根	B	水淀粉	4ml
	虾仁	500g		味精	5g
	鸡蛋	1个		食盐	5g

苦瓜　　**虾仁**　　**鸡蛋**

做法

① 苦瓜洗净去瓤切片并焯水，鸡蛋搅拌成蛋液。

② 虾仁洗净，拌入蛋液、水淀粉、食盐略腌。

③ 炒锅放油烧热，倒入苦瓜煸炒2分钟，放入虾仁炒熟，调入食盐、味精即可。

功效

　　清热降火，降脂减肥。

♥ 日常生活之食疗提醒

薄荷宜忌

　　薄荷中含有薄荷醇、薄荷酮等成分，有疏散风热、清利头目、透疹解毒的作用，还能消炎止痛，杀菌抗菌，有助于预防病毒性感冒、口腔疾病。

● 新鲜薄荷主要食用其茎和叶，既可以榨汁，又可以泡茶，或者用来配菜、熬粥。

● 薄荷适合外感风热、头痛目赤、咽喉肿痛、风热瘙痒的人群食用。

● 汗多表虚、脾胃虚寒、腹泻的人不宜多食。

降糖食材大解析

香菇

有效预防糖尿病并发症

性味： 性平，味甘　　**别名：** 花蕈、香信

香菇是一种高蛋白、低脂肪食物。它富含多种氨基酸和维生素，经常食用的话，能够提高人体的免疫机能，有效延缓衰老。其中所含嘌呤、胆碱、酪氨酸、氧化酶及某些核酸物质，还有降血压、降血脂、降胆固醇的作用。

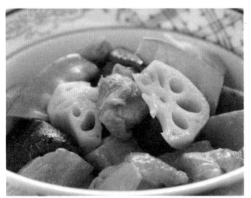

香菇炖鸡翅

材料

A		B	
鸡翅	500g	莲藕	50g
香菇	200g	姜片、食盐	各5g
胡萝卜	100g	高汤、油	5ml

鸡翅　　香菇　　胡萝卜　　莲藕

做法

❶ 鸡翅洗净；香菇洗净切块；胡萝卜削皮洗净切片；莲藕洗净去皮后切块。

❷ 炒锅放油烧热，爆香姜片，放入鸡翅快炒2分钟，倒入高汤，放入胡萝卜、香菇、莲藕炖至鸡翅熟，调入食盐即可。

小白菜炒香菇

材料

A		B	
小白菜	500g	油、水淀粉	各5ml
香菇	200g	食盐	3g
鸡汤	250ml	胡椒粉	2g

小白菜　　香菇　　食盐

做法

❶ 小白菜洗净并焯水；香菇洗净切片。

❷ 炒锅放油烧热，放入香菇炒熟装盘。

❸ 锅中倒入鸡汤，放食盐、胡椒粉、水淀粉，边煮边搅至汤变得稀稠透明，放入小白菜煮熟后装盘，再把炒好的香菇点缀在小白菜上即可。

烹调小贴士

● 香菇与木瓜搭配食用，能消脂减压；与豆腐搭配食用，能健脾养胃，促进食欲；与薏仁搭配食用，能化痰理气。

糖尿病并发尿毒症怎么吃

养成良好的饮食习惯是糖尿病并发尿毒症患者进行饮食疗法的首要原则。严格控制体重，拒绝高脂、高糖、高盐分的食物，如糖果、油炸食品等。在主食选择上，应多食用粗纤维谷物，如荞麦、燕麦等。

✚ 糖尿病并发尿毒症的表现形式及危害

早期阶段，患者常会感到头昏、头痛、乏力、理解力和记忆力衰退、食欲不振或消化不良；随着病情加剧，患者可能还会感到烦躁不安、肌肉颤动、抽搐、厌食或者腹泻，最后发展到表情淡漠、嗜睡和昏迷。有的患者还会出现心血管方面、呼吸系统和皮肤方面的不良症状，如心力衰竭、心律失常、心肌受损、皮肤瘙痒等。

☺ 疾病小知识

及时治疗，防止尿毒症

多数尿毒症由肾病发展而来。患者体内血糖高，脂质代谢紊乱，肾小球滤过膜增厚和系膜基质增加，这就导致肾小球滤过屏障功能下降，并且受高血糖影响，肾小球毛细血管通透性增加，血浆蛋白外渗，毛细血管基底膜受损。最终，肾组织萎缩并演变为尿毒症。

☺ 来自医师的忠告

加强护理，延缓病情

了解糖尿病并发尿毒症及相关的药物、饮食、护理知识，使用胰岛素时要防止低血糖。坚持每天记录尿量，并将尿量作为饮水参考值；定期测体重；注重个人卫生，保持皮肤的干爽洁净。医护人员要定期随访，定期监测肾功能、尿蛋白定量，帮助患者延缓病程发展。

♥ 这样搭配效果好

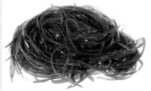

海带中钾元素含量较高，不适宜尿毒症患者食用。

● 尽量少吃或者不吃含有植物蛋白的食物，如豆类等；定量进食优质动物蛋白，如瘦肉和去皮鱼肉等。

● 限量进食含钾量高的蔬菜和水果，如油菜、菠菜、西红柿、海带、香蕉、桃等。

● 严格控制血糖，可适量增加面食的摄入，避免蛋白质和脂肪分解过多。

🍴 降糖食谱大集合

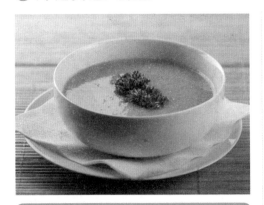

南瓜汤

材料

A			B		
南瓜	500g		黄油	6g
蘑菇	100g		牛奶	20ml
洋葱	1个		食盐	5g

南瓜　　　蘑菇　　　洋葱　　　牛奶

做法

❶ 南瓜削皮去瓤，洗净切片蒸熟后压成泥；洋葱、蘑菇分别洗净切碎。

❷ 黄油放入炒锅烧化，放入洋葱和蘑菇炒香，加适量水，再放入南瓜泥煮沸。

❸ 倒入牛奶搅匀，再调入食盐即可。

功效

> 排毒通便、帮助消化、降糖防癌。

青豆牛肉

材料

A			B		
牛肉馅	200g		蚝油、酱油	各6ml
青豆	100g		料酒、水淀粉	各4ml
洋葱、冬菇	各20g		食盐	3g

牛肉馅　　青豆　　　冬菇　　　洋葱

做法

❶ 青豆洗净焯水；洋葱、冬菇分别洗净切碎。

❷ 将蚝油、水淀粉、料酒、酱油拌入牛肉馅中略腌。

❸ 炒锅放油烧热，倒入牛肉馅炒至变色，放入青豆、洋葱、冬菇继续炒熟，再调入食盐即可。

功效

> 补中益气、健脾开胃、润燥消水。

♥ 日常生活之食疗提醒

> **抗癌又降糖的青豆**
>
> 　　青豆富含蛋白质、纤维素、多种维生素、不饱和脂肪酸、大豆磷脂，以及儿茶素、胡萝卜素等多种抗氧化成分，能有效清除人体内的氧自由基，预防由于自由基引起的各类疾病，有助于保持血管的弹性，并有健脑、预防脂肪肝的作用。另外，青豆还能够抑制癌细胞的生长和繁殖，对前列腺癌、皮肤癌、肠癌、食道癌等都有一定的预防作用，是糖尿病患者的理想食物。

🍴 降糖食谱大集合

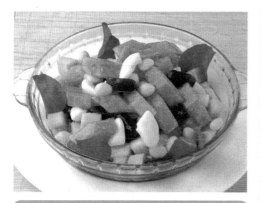

什锦沙拉

材料

A	西瓜	200g	沙拉酱	10g
	蜜豆	50g	苹果	1个

西瓜　　　**苹果**　　　**沙拉酱**

做法

❶ 挖出西瓜瓤，去籽切块；苹果去皮切块。

❷ 沙拉酱用清水调稀，将西瓜、苹果、蜜豆盛在容器内，浇上稀释后的沙拉酱即可。

功效

低脂无油，容易消化，健脾开胃。

青椒绿豆芽

材料

A	绿豆芽	250g	料酒、醋	各3ml
	青椒	100g	味精	5g
	食盐	5g	油	5ml

绿豆芽　　　**青椒**

做法

❶ 青椒去蒂和籽粒，洗净切丝；绿豆芽洗净沥水。

❷ 炒锅放油烧热，放入青椒丝煸炒，烹入料酒和醋，再放入绿豆芽继续炒熟，调入食盐、味精即可。

功效

减脂降压，瘦身减肥。

❤日常生活之食疗提醒

专家连线

　　绿豆在发芽过程中会产生大量的维生素C，同时绿豆所含的部分蛋白质会分解成人体需要的各种氨基酸。常吃绿豆芽有助于降低血脂、软化血管、润肠排毒、防治便秘，尤其适合肥胖的糖尿病患者。

● 绿豆芽性寒，烹饪时搭配姜丝，能中和其寒性。

● 烹饪时宜少用油和食盐，以保持清淡口味。

⊕ 降糖食材大解析

魔芋

有效抑制血糖升高

性味：性寒，味辛　　别名：雷公枪

　　魔芋富含多糖、膳食纤维、多种氨基酸和微量元素，经常食用不仅有促进消化，帮助减肥的功效，还有助于人体降低胆固醇、降血糖，能够有效防治高血压、高脂血症和糖尿病。魔芋还有补锌补钙、润肠排毒的作用。

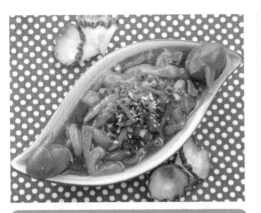

凉拌魔芋丝

材料

A		B	
魔芋	200g	酱油	3ml
黄瓜	1根	香油	1ml
金针菇	50g	白醋	3ml

 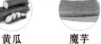

黄瓜　　**魔芋**　　**金针菇**

做法

❶ 魔芋切丝后焯水；金针菇洗净后焯水。

❷ 黄瓜洗净切丝，先用白醋抓拌，再用凉开水冲净沥干。

❸ 所有食材放入碗中，倒入酱油、香油搅拌均匀即可。

老干妈炒魔芋丝

材料

A		B	
魔芋	300g	油	5ml
老干妈酱	5g	食盐、味精	各4g
姜丝、葱段	各10g	水淀粉	6ml

魔芋

做法

❶ 魔芋丝洗净后焯水，捞出后过凉水备用。

❷ 锅中放油，倒入姜丝、葱段爆香，之后放入老干妈酱炒至均匀，放入过凉水后的魔芋。

❸ 倒入水淀粉后炒至适当程度，调入食盐、味精即可。

♡ 烹调小贴士

● 生魔芋有毒，必须煎煮3小时以上才能食用。

● 消化不良和患有皮肤病的人均不宜多食魔芋。

● 魔芋性寒，患有伤寒感冒症状的人应尽量少食或不食。

糖尿病并发高血压怎么吃

对于高血压患者来说，大部分人都是通过控制饮食中的含盐量来使血压下降至平稳的。如果患者属于肥胖型，那么首先应该减肥。饮食规划方面要更加严格控制热量，低盐低糖类药膳是第一选择。

✚ 糖尿病并发高血压的表现形式及危害

患者的主要症状表现为头晕、头痛、烦躁、心悸、失眠、注意力不集中、记忆力减退等。患者经常会在突然下蹲或起立时头晕；平时患者额部两侧的太阳穴和后脑勺也经常持续性钝痛或搏动性胀痛，甚至像炸裂一样剧痛，早晨时尤其明显；患者普遍性情急躁，遇事敏感，容易激动。患者很容易发生血管损伤、硬化。

😊 疾病小知识

控制血糖降血压

由于患者体内糖代谢紊乱，这就加速了肾动脉和全身小动脉硬化，使血管外周阻力增加，引起血压升高；高血糖还会使血容量增加，肾脏超负荷，水潴留，也会引起血压升高。同时，高血压会加重糖尿病引起的损害，加剧对小血管和肾脏的影响，形成恶性循环。

😊 来自医师的忠告

节制饮食，控制体重

患者除了要控制好血糖，还要控制血压。糖尿病和高血压都与患者长期养成不良生活习惯及缺乏运动有关，所以患者需要培养良好的生活习惯，重视体育锻炼，节制饮食，控制体重，从根本上改善和预防糖尿病高血压。

🍵 这样搭配效果好

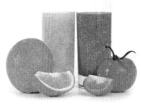

应选择含糖量较低的水果。

● 饮食要低盐，咸鱼、咸菜、火腿等含食盐量高的食品尽量不食。如果出现心力衰竭、肾功能减退、水肿、尿少、气短、咳喘等症状，最好立即停止吃食盐。

● 低脂饮食。动物脂肪和胆固醇高的食物，如动物内脏、蛋黄、鱼子等，尽量少食或不食。

● 多吃富含维生素的新鲜蔬菜，如芹菜，能够保持大便通畅，防止便秘和血管硬化。

🍴 降糖食谱大集合

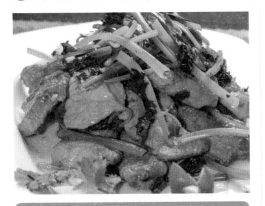

香菜炒羊肉

材料

A			B		
羊肉片	250g		酱油、料酒	各5ml
香菜	50g		油、水淀粉	各3ml
洋葱	50g		食盐	6g

羊肉片　　**洋葱**　　**香菜**　　**酱油**

做法

❶香菜洗净切段；洋葱洗净切碎。

❷羊肉片用酱油、水淀粉、料酒拌匀略腌。

❸炒锅放油烧热，放入洋葱炒香，倒入羊肉片炒至变色，放入香菜炒匀，调入食盐即可。

功效

开胃醒脾、补中益气。

番茄蛋花汤

材料

A			B		
番茄	250g		油	2ml
鸡蛋	2个		食盐	4g
胡椒粉	1g			

番茄　　**鸡蛋**　　**食盐**

做法

❶番茄洗净，剥皮切块；鸡蛋搅成蛋液。

❷炒锅放油烧热，倒入番茄爆炒2分钟，加水烧沸后倒入蛋液，边倒边搅成蛋花。

❸调入食盐、胡椒粉即可。

功效

开胃健脾，营养可口，排毒润燥。

❤ 日常生活之食疗提醒

羊肉除膻窍门

羊肉有御风寒、补身体的作用，尤其适宜冬季食用，是一种深受大众欢迎的冬令补品。

● 烹饪羊肉时，可以把白萝卜戳上几个洞，放进冷水中和羊肉一起煮，水滚开后捞出羊肉，再单独烹饪，就可以除去羊肉的膻味。

● 把羊肉切块后放入水中，加点米醋，煮沸后捞出羊肉，再继续烹饪，也能去除羊肉的膻味。

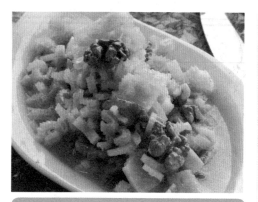

核桃仁炒芹菜

材料

A			B		
芹菜茎	200g		食盐	6g
核桃仁	200g		油	4ml

芹菜　　　核桃仁

做法

❶ 芹菜茎洗净切段，焯熟后装盘；核桃仁备用。

❷ 炒锅放油烧热，倒入核桃仁炒香后压碎。

❸ 把炒锅中的油和核桃仁一起倒在芹菜上，调入食盐即可。

功效

　　能够降血压、保护脑神经和心脑血管，防止动脉硬化。

冬瓜排骨海带汤

材料

A			B		
排骨	500g		食盐	6g
冬瓜	200g		葱段	15g
姜片	10g			

排骨　　　冬瓜　　　葱　　　食盐

做法

❶ 冬瓜削皮去瓤，洗净切片。

❷ 排骨洗净焯水，放入汤锅，倒入凉水，放入葱段、姜片，烧沸后烹入料酒小火炖1小时。放入冬瓜，继续炖熟，调入食盐即可。

功效

　　清热降火，软坚散结，补中益气，消脂降压。

❤ 日常生活之食疗提醒

排骨烹饪窍门

● 排骨富含蛋白质、脂肪、多种维生素、磷酸钙、骨胶原和骨粘蛋白，有滋阴壮阳、益精补血的功效，尤其有补钙作用。

● 排骨烹饪前要先用热水清洗，然后焯水，去除排骨的血水和杂质，以此才能避免汤色浑浊，并能去除排骨上的腥气。

✚ 降糖食材大解析

白菜

减慢餐后血糖上升速度

性味：性微寒，味甘　　　别名：胶菜、绍菜

白菜富含糖类、脂肪、蛋白质、钙、磷、铁、锌、胡萝卜素、烟酸、核黄素、维生素C、B族维生素和膳食纤维等，有养胃生津、除烦解渴、利尿通便、清热解毒的功效。白菜中丰富的粗纤维还能够刺激肠胃蠕动，促进消化和排便，润肠排毒，可以有效预防结肠癌。

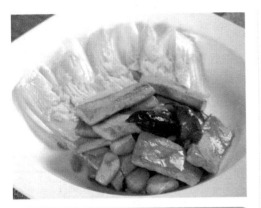

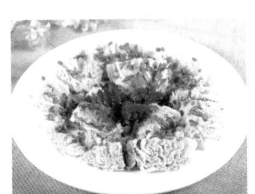

豆腐烧白菜

材料

A
北豆腐	200g	B	鸡精	5g
大白菜	250g		老抽	3ml
食盐	5g			

大白菜　　**北豆腐**　　**老抽**　　**食盐**

做法

❶ 豆腐切块，放入油锅略煎；白菜洗净切片。

❷ 炒锅倒油烧热，放入豆腐、老抽略炒后加水烧沸。放入白菜炖至汤汁快干时，调入食盐、鸡精即可。

清蒸白菜心

材料

A
白菜心	500g	B	食盐、鸡精	各5g
青、红椒	各1个		油	3ml
香菜	20g		浇汁	10ml

白菜　　**香菜**　　**青、红椒**

做法

❶ 青、红椒分别洗净切丝备用；白菜心洗净后装盘。

❷ 炒锅放油烧热，在白菜心上撒上食盐、鸡精，放入蒸锅蒸熟，再撒上香菜、青、红椒丝，淋上浇汁即可。

♥ 烹调小贴士

● 切白菜时，宜顺着白菜的纹路切，这样白菜才容易熟。

● 烹饪白菜不宜使用煮焯、浸烫后挤汁等方法，这样容易使白菜中的营养素流失。

● 白菜在沸水中焯烫的时间以30秒为宜，不可过长。

以素食为主，粗细粮搭配

糖尿病并发血脂异常怎么吃

饮食调节是血脂异常的基础疗法，患者必须通过对自身日常饮食的全面、严格的调控，使自身血脂水平恢复或接近正常。具体来说，在食物选择方面，减少高胆固醇、高饱和脂肪酸的食材，同时严格控制饮酒，最好戒酒。

➕ 糖尿病并发血脂异常的表现形式及危害

患者经常头昏脑涨，早晨起床后头脑不清醒，午后易犯困，但夜晚时反而很精神。由于血液黏稠，导致患者视神经或视网膜暂时性缺血缺氧，所以看东西会感到一阵阵模糊。中老年女性的眼睑上会出现淡黄色小皮疹；短时间内患者的面部和手部会出现较多黑斑，记忆力和反应力明显减退，腿肚经常抽筋并感到刺痛。

😊 疾病小知识

胰岛素不足导致血脂异常

体内胰岛素不仅决定着血糖的高低，还对脂肪和蛋白质代谢有调控作用。糖尿病患者体内胰岛素绝对缺乏，或者胰岛素分泌不足，不仅会导致血糖升高，还可能使脂肪和蛋白质的调节出现障碍。因此患者通常脂质代谢异常，俗称高血脂。

😊 来自医师的忠告

合理饮食，戒烟戒酒

患者首先要前往正规医院的糖尿病专科接受治疗，并注意日常饮食的调节，通常要利用饮食疗法降低血脂，同时也要戒烟、戒酒、控制体重、加强体育锻炼。在饮食和运动的基础上，如果血脂仍然高，就要考虑使用药物进行治疗。

❤ 这样搭配效果好

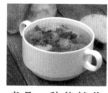

煮是一种能够将食物中营养成分最大限度保留的烹饪手法。

● 饮食宜清淡，粗细粮搭配，每天脂肪摄入量不应超过60g，胆固醇不应超过300 mg，严格限制饱和脂肪酸的摄入。

● 可采用蒸、煮、炖、汆、熬的烹饪方法，低食盐少油，每天食盐量不超过6g。

● 动物油、蛋黄、鱼子、动物内脏、动物脑髓等尽量少食或不食。

● 多吃大豆食品及富含维生素、无机食盐、膳食纤维的蔬菜、水果。

❦ 降糖食谱大集合

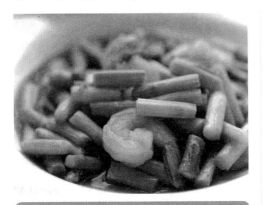

芦笋炒虾仁

材料

A	芦笋	200g	油	6ml
	虾仁	200g	B 蛋清、料酒	4ml
	姜片	10g	味精、食盐	各5g

芦笋　　　虾仁

做法

❶ 虾仁洗净后用食盐、料酒、蛋清拌匀略腌。芦笋洗净切段。

❷ 炒锅放油烧热，放入姜片煸香，再放入虾仁，烹入料酒，炒熟装盘。

❸ 另起炒锅放油烧热，倒入芦笋炒熟，再倒入虾仁，调入食盐、味精炒匀即可。

功效

补中益气，健脾开胃。

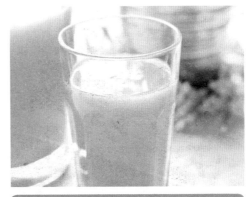

蔬菜橘子果汁

材料

A	油菜	50g
	白菜	100g
	橘子	200g

橘子　　　白菜　　　油菜

做法

❶ 油菜、白菜洗净切碎。

❷ 橘子剥皮，去籽粒。

❸ 把所有材料放进榨汁机，加适量凉开水榨成汁即可。

功效

消积止渴，减肥瘦身，控制血糖。

❖ 日常生活之食疗提醒

橘子宜忌

　　橘子富含维生素C、枸橼酸、葡萄糖等成分，有助于降低血脂，预防动脉硬化，提高免疫力；橘子中还含有丰富的柠檬酸，有消除疲劳的作用。

● 橘子要适量食用，不宜吃太多，否则容易引起不适。

● 服用维生素K、磺胺类药物、补钾药物、氨苯蝶啶、螺内酯时，忌食橘子。

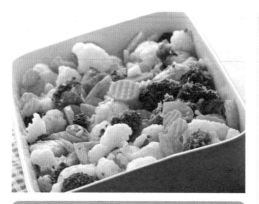

鸡汁菜花

材料

A			B		
菜花	500g		油		6ml
胡萝卜	100g		浓缩鸡汁		5ml
西兰花	200g		蒜泥、食盐		各5g

菜花　　**西兰花**　　**胡萝卜**　　**蒜**

做法

❶ 西兰花和菜花掰成小朵洗净并焯水，胡萝卜洗净后切片。

❷ 锅中放油，待热后加入蒜泥爆香，再依次放入胡萝卜、西兰花和菜花翻炒3分钟。

❸ 倒入清水和浓缩鸡汁，大火收汁后调入食盐即可。

功效

净化血液，排毒通便，瘦身减肥。

香菇炒菠菜

材料

A			B		
香菇	50g		油		6ml
菠菜	250g		姜末		10g
食盐	5g				

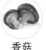

香菇　　**菠菜**　　**姜**　　**食盐**

做法

❶ 香菇洗净切片，菠菜洗净切段。

❷ 姜末放入油锅爆香，倒入香菇煸炒2分钟，再放入菠菜，食盐，翻炒至熟透即可。

功效

补虚养血，敛阴润燥。

♥ 日常生活之食疗提醒

菜花烹饪窍门

　　菜花也称花椰菜，其中含有丰富的蛋白质、脂肪、磷、铁、胡萝卜素、维生素B₁、维生素B₂、维生素C、维生素A等营养成分，尤其含有丰富的抗癌物质——莱菔硫烷。在烹饪菜花时，如果把菜花加工得太软的话，就会破坏这种抗癌物质，降低菜花的抗癌功效。所以烹饪菜花时间不宜太久，当菜花的花团开始变软，而茎还依然脆的时候，食用效果最好。

✚ 降糖食材大解析

菠菜

调节糖脂代谢

性味： 性凉，味甘辛　　　**别名：** 菠棱、鹦鹉菜

菠菜富含维生素C、维生素E、胡萝卜素、蛋白质、叶酸、铁、钙、磷等矿物质，能够促进人体细胞的新陈代谢，激活大脑功能，具有抗衰老的作用。更值得一提的是，菠菜中还含有铬和类胰岛素样物质，它的作用与胰岛素的功能非常相似，能够帮助人体血糖保持稳定。

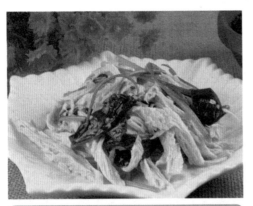

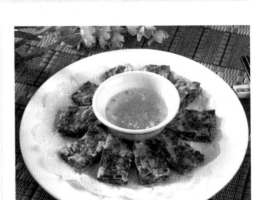

菠菜拌腐竹

锅贴菠菜

材料

A		B	
菠菜	250g	味精、食盐	各6g
腐竹	100g	香油	3ml
姜末	20g		

菠菜　　腐竹　　姜　　食盐

做法

❶ 菠菜洗净后焯水；腐竹用温水泡发后切段，与菠菜一起装盘。

❷ 把食盐、味精均匀撒在菠菜和腐竹上，淋上香油，加上姜末拌匀即可。

材料

A		B	
面粉	100g	姜末、蒜末	各20g
鸡蛋	2个	食盐	6g
菠菜	200g	香油	4ml

菠菜　　鸡蛋　　面粉

做法

❶ 菠菜洗净焯水待凉后切碎，菠菜碎中加入食盐、香油、姜末、蒜末、鸡蛋搅拌均匀。

❷ 面粉和成面团后擀成薄片，包入刚搅拌好的馅料，对折到适宜的程度，放入油热的平底锅两面稍煎，再加入适量水，盖上盖子煎至熟透即可。

♥ 烹调小贴士

● 菠菜中含有大量草酸，会影响人体对钙质的吸收，所以食用菠菜前最好先焯水，以减少其草酸含量。

● 生菠菜不宜与豆腐同煮，否则会妨碍消化；可以先把菠菜焯水，再与豆腐同煮。

糖尿病并发脂肪肝怎么吃

　　相对于其他并发症，并发脂肪肝的饮食疗法较复杂，除了在日常生活中要遵循一般饮食原则，还需要对个别食材进行区分，注意饮食宜忌等。

✚ 糖尿病并发脂肪肝的表现形式及危害

　　患者可能出现肝区疼痛、食欲不振、恶心呕吐、疲乏等症状。一些肥胖型患者皮肤油光，面部和眼结膜能看见脂质沉着，舌苔黄或有齿痕。少数患者会因营养不良而消瘦。半数患者伴有不同程度的各类维生素缺乏症，个别患者出现黄疸、鼻出血、黑便。如不及时治疗，极易发展为肝纤维化、肝硬化，甚至死亡。

☺ 疾病小知识

改善胰岛素抵抗

　　大多数2型糖尿病患者都会伴有不同程度的肥胖，中、重度肥胖的患者更易罹患脂肪肝。另外，糖尿病通常伴有胰岛素抵抗，这会进一步加重脂肪肝的病情。因此患者只有改善体内的胰岛素抵抗，才能有效防止脂肪肝的发生与发展。

☻ 来自医师的忠告

节食和运动，有效逆转脂肪肝

　　运动能消耗体能，促进脂肪代谢。患者可以进行慢跑、游泳、打乒乓球等活动，从小运动量开始，逐步增加运动量，以加强体内脂肪消耗。节食和运动还能提高体内胰岛素的敏感性，改善肝功能，防止肝脏纤维化，甚至可能彻底逆转脂肪肝。

♥ 这样搭配效果好

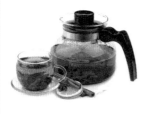

饮茶降脂、效果显著。

● 膳食合理搭配，粗细粮搭配，多吃燕麦、玉米、甘薯，多吃豆制品。

● 多吃新鲜蔬果和有降脂作用的食物，如海带、大蒜、苹果、牛奶、洋葱、甘薯、胡萝卜、山楂等。

● 要避免饮食过度，可用胡萝卜、葵花籽、鲜山楂、菊花、新鲜玉米、黑木耳等搭配熬粥，或煮水代茶饮，均有降脂作用。

🍴 降糖食谱大集合

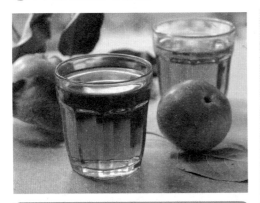

苹果白菜汁

材料

A			B		
苹果	2个		大白菜	50g	
梨	1个		凉开水	100ml	

大白菜　　　梨　　　苹果

做法

❶ 苹果、梨分别洗净，削皮去核，切块。

❷ 大白菜叶洗净后切碎。

❸ 所有食料放进榨汁机，加适量凉开水榨成汁即可。

功效

清热降火，润肺止咳，利尿排毒，润肠通便。

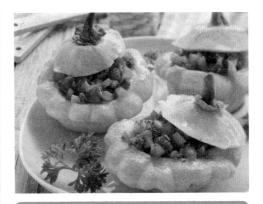

南瓜盅

材料

A			B		
小南瓜	3个		食盐	7g	
牛肉馅	300g		料酒	4ml	
彩椒	3个		植物油	6ml	

南瓜　　　牛肉馅　　　彩椒

做法

❶ 牛肉馅中加入料酒和食盐抓拌均匀待用；彩椒把籽粒去掉后用清水冲洗干净，切小丁待用。

❷ 南瓜洗净，去籽粒和瓜瓤，做成南瓜容器。

❸ 锅中放油烧热，将牛肉馅和彩椒丁倒入锅中滑炒至半熟，放入南瓜容器中之后再蒸熟即可。

功效

补肾润肺，益气养血，降血糖。

❤ 日常生活之食疗提醒

> **降糖常识**
>
> 　　苹果富含多种维生素、矿物质和糖类等，有生津止渴、健脾止泻、和胃降逆的作用，有助于保护心血管，降胆固醇，预防感冒，润肠排毒、通便减肥。苹果还含胶质和微量元素铬，有助于维持血糖稳定。

🍴 降糖食谱大集合

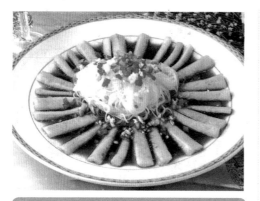

黄瓜拌粉丝

材料

A			B		
粉丝	250g		陈醋	7ml	
黄瓜	250g		食盐	8g	
蒜末	20g				

粉丝　　　**黄瓜**　　　**蒜**

做法

❶ 黄瓜洗净切片；粉丝泡软烫熟后切断。

❷ 依次把黄瓜、粉丝、蒜末放入盆内，放入食盐和陈醋，淋上香油，拌匀即可。

功效

> 低热量，健脾开胃，瘦身减肥。

炝拌土豆丝

材料

A			B		
土豆	3个		食盐	6g	
葱花、花椒	各5g		香油	3ml	
干红辣椒	10g		醋	6ml	

土豆　　　**干红辣椒**　　　**葱花**

做法

❶ 土豆削皮，洗净擦丝，放入沸水余烫3分钟后捞出沥水装盘。

❷ 干红辣椒切小段和丝，与花椒粒、葱花一起放入油锅爆香，制成辣椒油。

❸ 把辣椒油淋在土豆丝上，放入食盐、辣椒丝、醋、香油拌匀即可。

功效

> 健脾开胃，降脂减肥。

♡ 日常生活之食疗提醒

粉丝烹饪窍门

　　粉丝有绿豆粉丝、豌豆粉丝、土豆粉丝、红薯粉丝等，均富含糖类、钙、磷、铁、胡萝卜素等营养成分，营养功效都大同小异，只是口感和烹饪方式略有区别。

● 烹饪粉丝可适量添加动物性油脂，能令粉丝更美味。

● 凉拌宜选用红薯粉丝和土豆粉丝，因为这两种粉丝焯水易熟。

● 炒菜宜用绿豆粉丝和豌豆粉丝，这两种粉丝筋道，不易炒碎。

✚ 降糖食材大解析

油菜

活血化瘀解毒消肿

性味: 性凉、味甘　　　　**别名:** 油白菜、胡菜

油菜中含有丰富的钙、铁、维生素C、胡萝卜素、膳食纤维等营养成分,具有活血祛瘀、强身健体、消肿解毒、润肠通便的功效,能够促进血液循环,增强肝脏解毒功能,有效降低胆固醇和甘油三酯,还能够消脂减肥,提高人体免疫力。

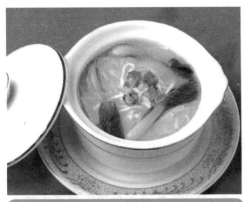

小油菜炖金针菇

材料

A			B		
小油菜	250g		食盐	8g	
金针菇	200g		食用油	5ml	
姜丝	10g		鸡精	3g	

油菜　　　金针菇　　　生姜　　　食盐

做法

❶ 小油菜掰开洗净;金针菇洗净后将根部撕开。

❷ 姜丝放入油锅煸炒出香味,倒入小油菜炒变色,再倒入金针菇炒软,调入食盐、鸡精炒匀即可。

油菜豆腐汤

材料

A			B		
豆腐	250g		葱丝	20g	
小油菜	200g		油	5ml	
红椒	1个		淀粉、食盐	各3g	

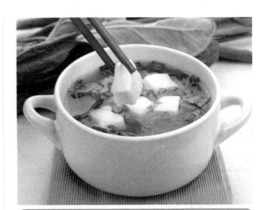

油菜　　　豆腐　　　红椒　　　大葱

做法

❶ 豆腐切块,油菜洗净,红椒洗净切片。

❷ 小油菜放入烧沸的汤锅烫熟后装入汤碗。

❸ 葱丝放入油锅炝锅,倒入清汤,放入豆腐、红椒、食盐,煮至豆腐熟透,大火收汁,淀粉勾芡,盛入油菜碗内即可。

♡ 烹调小贴士

● 油菜不宜长时间保存,在冰箱中也只能贮藏24小时左右。

● 油菜与香菇搭配,有助于防癌抗癌;与虾仁搭配,能够促进人体吸收钙质,有补肾壮阳的作用;与豆腐搭配,能够止咳平喘,增强人体的免疫力;与鸡肉搭配,能够强化肝脏功能,抵御皮肤过度角质化。

増加膳食纤维和不饱和脂肪酸摄入

糖尿病并发便秘怎么吃

糖尿病并发便秘大多是间歇性便秘，有时还会便秘与腹泻交替出现。糖尿病的便秘可由热燥伤津、阳虚燥结、气机郁滞或久病气血虚弱导致，需要分清生病原因后对症治疗。

➕ 糖尿病并发便秘的危害及其形式

糖尿病患者并发便秘的原因很多，从传统医学角度来看，便秘可能由热燥伤津、阳虚燥结、气机郁滞或久病气血虚弱导致，老年糖尿病患者的便秘也可能是由肾虚导致。糖尿病并发便秘大多是间歇性便秘，有时还会便秘与腹泻交替出现。

😊 疾病小知识

这样预防便秘

很多糖尿病患者容易患上便秘，一方面是由于饮食控制的原因，另一方面是由于药物反应。日常饮食上一定要多吃蔬菜，喝足够的水。另外可以适当地按摩腹部，以打圈的方式顺时针按摩，尽量不要服用药物，以免加重肠胃负担和产生依赖性。

😊 来自医师的忠告

多食用富含膳食纤维的食材

现代医学认为，糖尿病患者由于肠道的传输能力减弱，容易引发便秘。糖尿病并发便秘患者应该多喝水，适量增加膳食纤维和不饱和脂肪酸的摄入，适宜食用草莓、菠萝、酪梨、无花果、燕麦、荞麦、香菇、莲子等常见食物。

❤ 这样搭配效果好

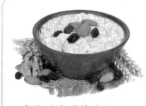

每餐吃七分饱为最佳。

● 患者要保持饮食清淡、易消化，以低碳水化合物、低脂、低食盐、高蛋白质、高维生素、高纤维素食物为主。
● 患者的日常饮食要定时、定量、少食多餐，忌甜食、饱食、烟、酒和刺激性食物。
● 患者的进餐时间要与服药和胰岛素注射时间相配合。

🍴 降糖食谱大集合

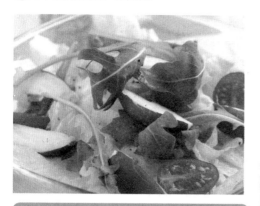

蔬菜沙拉

材料

生菜	100克	色拉油	3ml
小番茄	50克	柠檬汁	5ml
樱桃萝卜	50克	盐	2克

生菜　**樱桃萝卜**　**小番茄**

做法

❶ 生菜洗净撕小片，小番茄和樱桃萝卜洗净切开。把切好的材料混合后放在大碗中备用。

❷ 把色拉油、盐、柠檬汁混合后搅拌均匀，淋在蔬菜上即可。

功效

润肠通便，消脂减肥。

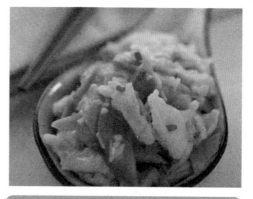

丝瓜鸡蛋

材料

丝瓜	500克	盐	1克
鸡蛋	200克	蒜	25克
色拉油	3ml		

丝瓜　　**鸡蛋**

做法

❶ 丝瓜洗净后切片，鸡蛋打散，先用油炒熟，大蒜切片。

❷ 锅内放油烧热后下蒜片，放入丝瓜片大火煸炒，再放入鸡蛋翻炒，最后加盐调味后出锅。

功效

通经络，行血脉，解毒通便。

❤ 日常生活之食疗提醒

木瓜选购窍门

　　木瓜含有番木瓜碱、木瓜蛋白酶、B族维生素、维生素C、维生素E和胡萝卜素等成分，有消暑解渴、润肺止咳、促进消化、抗肿瘤的作用。在选购木瓜时，最好挑选大半成熟的木瓜，可以用手触摸，果实坚而且有弹性的比较好。买回家的木瓜不宜在冰箱中长时间储存，否则容易长斑点或者变黑。木瓜可以与牛奶、莲子、玉米、猪肉搭配食用。

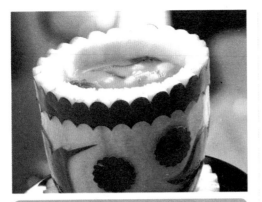

翡翠海鲜冬瓜盅

材料

冬瓜	500g	高汤	50ml
虾仁、鱼肉	各100g	生粉、食盐	各8g
莲子、银耳	各50g	料酒	5ml

冬瓜　　　虾仁　　　鱼　　　银耳

做法

① 银耳、莲子泡发洗净；冬瓜洗净去瓤，挖出瓜肉做成冬瓜容器。

② 虾仁、鱼肉洗净并拌入生粉、食盐、料酒略腌。

③ 所有食材放入烧沸的高汤中稍煮，再倒入冬瓜盅，移入蒸锅蒸熟即可。

功效

消脂减肥，降压降糖。

海苔糙米饭

材料

糙米	200g	食盐	2g
海苔	50g	橄榄油	5ml

糙米　　　海苔　　　橄榄油　　　食盐

做法

① 糙米洗净后浸泡2小时；海苔备用。

② 糙米放入电饭锅，加适量水蒸熟后倒入炒锅用橄榄油翻炒，放入海苔，调入食盐即可。

功效

促进血液循环，提高免疫力，减肥，防过敏。

❤ 日常生活之食疗提醒

专家连线

　　海苔是紫菜烤熟后再经过调味处理而成的食品，其中富含B族维生素、维生素A、维生素E、维生素C、核黄素，以及钾、钙、镁、硒、碘等，能够促进孩子的生长发育，延缓老年人衰老。另外，海苔中还含有藻胆蛋白，具有降血糖、抗肿瘤的作用。海苔中的多糖则具有抗衰老、降血脂、抗肿瘤等多方面的生物活性。

✚ 降糖食材大解析

黑木耳
刺激胰岛素的分泌

性味: 性平、味甘　　　**别名:** 光木耳

　　木耳中富含糖类、蛋白质、氨基酸、膳食纤维、植物胶原等多种营养成分,尤其是铁元素的含量非常高,有益气活血、凉血止血、强身健体的功效。经常吃黑木耳,还有助于清洁肠胃、通便排毒、防病抗癌,有效预防心脑血管等疾病。

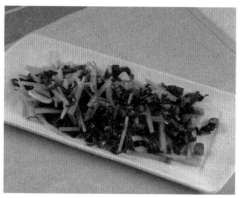

芹菜木耳肉丝

材料

A			B		
水发木耳	250g		胡椒粉	5g	
芹菜茎	200g		生抽、油	各5ml	
猪瘦肉	100g		淀粉	5g	
食盐	5g		蒜	10g	

木耳

芹菜

猪瘦肉

做法

❶ 木耳洗净切丝;芹菜茎洗净切段。

❷ 瘦肉洗净切丝,拌入食盐、生抽、胡椒粉、淀粉略腌。

❸ 蒜片放入油锅炒出香味,放入肉丝炒至变色,放入木耳、芹菜翻炒至熟,放入食盐、生抽炒匀即可。

木耳核桃仁

材料

A			B		
核桃仁	200g		食盐	5g	
水发木耳	250g		生抽、醋	各5ml	
红尖椒	1个		香油	2ml	

核桃

木耳

红尖椒

做法

❶ 木耳洗净并焯水;红尖椒洗净切丝;核桃仁备用。

❷ 将生抽、醋、食盐、香油倒入小碗调匀,制成调味汁。

❸ 木耳、核桃仁、红椒丝盛入盘子,淋入调味汁即可。

♡ 烹调小贴士

● 鲜木耳中含有一种名叫"卟啉"的物质,人食用后可能会诱发皮炎,引起皮肤瘙痒、红肿等症状,所以鲜木耳不宜直接食用,而要先经过暴晒,将大部分"卟啉"分解掉。

糖尿病并发痛风怎么吃

维持正常的体重是糖尿病并发痛风患者在日常饮食中需要多加注意的事情，以免给身体造成多余的负担，不可暴饮暴食，烟酒最好戒掉。平衡日常膳食中的营养成分，不可过于偏重某方面。

➕ 糖尿病并发痛风的表现形式及危害

痛风急性发作一般没有先兆，很多因素都可能诱发痛风。例如，手术、饮酒、过量摄入高蛋白食物、疲劳、紧张等。痛风发作时，患者单个或几个关节都会剧烈疼痛，夜晚尤其严重，有时关节还可能红肿发热。此时如果不积极治疗，恐会导致痛风更加频繁发作，还可能波及诸多关节、病变关节，甚至导致关节永久性损害。

😀 疾病小知识

尿酸高易致痛风

人体内尿酸是由于食物中的嘌呤代谢和人体自身代谢产生的。血糖较高的人普遍尿酸也高。糖尿病患者多数肥胖，肥胖也很容易诱发高尿酸血症，另外，2型糖尿病患者通常肾小球缺氧，乳酸生成增加，也使得血液中的尿酸含量增加。

😷 来自医师的忠告

忌食高嘌呤食物

患者的饮食原则是"一合理、二戒、五足、五低"。一合理是指碳水化合物的摄入要合理；二戒是指要戒烟、戒酒；五足是指要保证充足的维生素、微量元素、矿物质、纤维素和水；五低是指要低糖、低食盐、低嘌呤、低胆固醇、低饮食摄入量。

❤ 这样搭配效果好

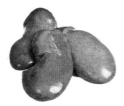

猪肝中嘌呤含量较高，应忌食。

● 动物内脏、腊肉、鱿鱼、墨鱼等嘌呤含量高的食物，尽量少食或者不食。

● 多吃蔬菜瓜果，而且蛋白质的摄入量每千克体重每天不超过1g，尽量以植物蛋白、牛奶、鸡蛋为主，每日膳食中的嘌呤总含量不超过150mg。

降糖食谱大集合

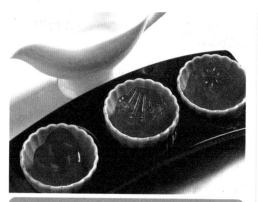

菊花杏仁糕

材料

A	菊花	20g	B	鸡蛋	1个
	杏仁	15g		食盐	5g
	面粉	300g			
	盐	适量			

菊花　　　**杏仁**　　　**面粉**

做法

❶ 菊花、杏仁切碎；鸡蛋打成蛋液。食盐、蛋液、菊花、杏仁、水放入面粉中搅匀。

❷ 模具中刷一层油，倒入面粉，大火蒸20分钟。

❸ 模具倒扣在面板上，取出蒸好的菊花糕，放凉后切块即可。

功效

辅助调理头昏、咳嗽、吐黄稠痰等症状。

胡萝卜梨汁

材料

A	胡萝卜	250g
	梨	250g
	矿泉水	100ml

胡萝卜　　　**梨**

做法

❶ 胡萝卜洗净后削皮切块；梨削皮、去核、切块。

❷ 所有材料放进榨汁机，加入矿泉水榨成汁液即可。

功效

清热降火，润燥生津，排毒降脂。

日常生活之食疗提醒

杏仁宜忌

杏仁中含有不饱和脂肪酸、维生素E和蛋白质等营养成分，有宣肺止咳、降气平喘、润肠通便、杀虫解毒的作用。

● 杏仁中含一种名叫氢氰酸的有毒物，每次不宜吃太多，否则会中毒。

● 生杏仁食用前必须先在水中浸泡多次，并加热煮沸，以此尽量减少或消除其中的有害物质。

🔢 降糖食谱大集合

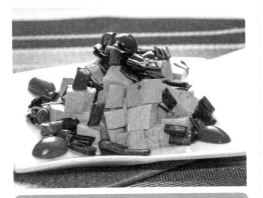

青蒜烧豆腐

材料

A		B	
豆腐	250g	油、酱油	各5ml
青蒜	200g	香油	3ml
淀粉	3g	高汤	30ml

豆腐 **青蒜**

做法

❶ 青蒜洗净切段；豆腐切方块。

❷ 炒锅放油烧热，放入青蒜炒香。

❸ 放入豆腐块，倒入高汤、酱油、香油，烧开后小火煮5分钟，用淀粉勾芡即可。

功效

健脾开胃，降血脂，预防血栓。

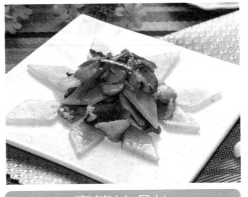

春笋炒鱼片

材料

A		B	
草鱼肉	200g	油、香油	各5ml
春笋	100g	料酒	3ml
蒜末、姜末	各20g	食盐、胡椒粉	各5g

草鱼 **春笋**

做法

❶ 草鱼肉洗净切片，拌入食盐略腌；春笋去皮洗净切片并焯水。

❷ 鱼片放入油锅滑熟，再放入姜末、蒜末炒香，然后放入笋片炒熟，烹入料酒、食盐、胡椒粉炒匀，最后淋入香油即可。

功效

润肠通便，明目护眼。

❤ 日常生活之食疗提醒

青蒜食用宜忌

青蒜中富含蛋白质、胡萝卜素、辣素等成分，有杀菌抑菌、健脾消食的作用，可预防血栓、流感、肠炎等疾病，还能有效保护心脑血管，对肝脏也有一定的保护作用。同时，青蒜还能阻止致癌物亚硝胺的合成，可辅助预防癌症。青蒜不宜烹饪过烂，否则会破坏辣素，降低其杀菌效果。

✚ 降糖食材大解析

芹菜

有利于调节糖脂代谢

性味: 性平、味甘　　　别名: 水芹

　芹菜有清热除烦、平肝明目、利水消肿、止血凉血的养生功效。芹菜中含有的一种酸性降压成分，能够降血压，对原发性、妊娠期及更年期高血压都有很好辅助治疗作用。同时，芹菜中含有一种碱性成分，具有镇静安神、祛燥除烦的作用。

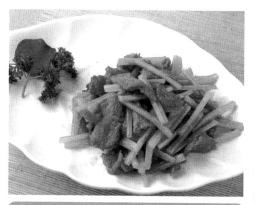

芹菜炒肉片

材料

芹菜	200g	油	6ml
五花肉	100g	姜末	10g
食盐	5g		

芹菜

五花肉

做法

❶ 芹菜洗净切段；五花肉洗净切片。

❷ 炒锅放油烧热，放入姜末、肉片炒至变色，倒入芹菜炒熟，调入食盐即可。

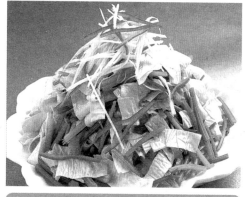

芹菜凉拌豆腐皮

材料

芹菜	150g	食盐、鸡精	各5g
红椒丝	100g	花椒粒	10颗
豆腐皮	200g	油	6ml

芹菜

豆腐皮

红椒

做法

❶ 豆腐皮洗净切丝；芹菜洗净切段。

❷ 所有材料焯水后装盘，调入食盐、鸡精拌匀备用。

❸ 花椒粒放入油锅爆香捞出，花椒油淋在豆腐皮上拌匀即可。

♡ 烹调小贴士

● 烹饪前应先把芹菜放在沸水中焯烫一下再马上过凉，这样做不但能使芹菜的颜色翠绿，还能缩短之后炒菜的时间。

● 芹菜叶中所含的胡萝卜素和维生素C远远多于芹菜茎，所以吃芹菜最好茎叶同吃，不要把芹菜叶扔掉。

日常饮食宜低食盐、低脂、低胆固醇

糖尿病并发视力模糊怎么吃

遵循糖尿病的饮食调理原则，注意用餐的次数、食量的分配和用餐的时间。一日三餐的主食和副食应该粗细搭配。动物食品和植物食品要有一定的比例，最好每天吃些豆类、薯类和新鲜蔬果。

➕ 糖尿病并发视力模糊的表现形式及危害

有的糖尿病患者在发病时会伴有阵发性的视力模糊。有时患者看远处模糊；有时患者看近处模糊，并且这种情况通常都是突然性地、暂时性地发生。全球有大约1/4的盲人是由于糖尿病而失明的。一旦糖尿病并发眼病，那么视网膜的病变就不可避免，所以及早发现和及时治疗才是关键。

☺ 疾病小知识

血糖波动导致视力模糊

血糖在上升时，血液中的无机盐会随着尿糖的大量排出而减少，眼球房水的渗透压低于晶状体的渗透压，患者看近处清楚，看远处模糊；血糖降低时，血液中的无机盐潴留，房水渗透压高于晶状体的渗透压，患者看近处模糊，看远处清楚。

☺ 来自医师的忠告

控制血糖，防治眼病

如果能够有效控制血糖，那么大约只有10%的患者会出现视网膜病变；但是如果血糖控制不好，那么20年后，将会有80%以上的患者发生视网膜病变。糖尿病眼病的早期阶段只需用药物治疗，病情发展到中晚期时，就需激光或手术治疗。

♥ 这样搭配效果好

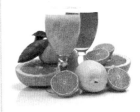

食用新鲜蔬果是补充粗质纤维的有效途径。

- 患者要少吃油煎、油炸的食物，猪皮、鸡皮、鸭皮等含油脂高的食物尽量少食或不食。
- 多吃富含膳食纤维的食物，如未经加工的新鲜干净的蔬菜瓜果等。
- 淀粉含量高的食物及各类点心宜按量食用，不可随意多食，以免过量摄入热量。

🍴 降糖食谱大集合

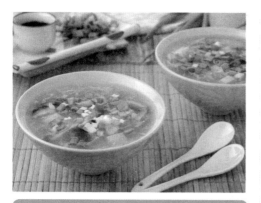

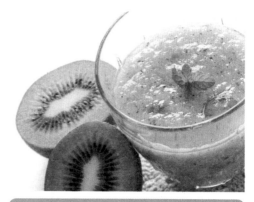

丝瓜炖豆腐

材料

A			B		
丝瓜	250g		油、酱油	各6ml	
豆腐	250g		食盐、味精	各5g	
葱花	20g		高汤	30ml	

丝瓜　　　豆腐　　　葱花

做法

❶ 豆腐洗净切块并焯水；丝瓜削皮，洗净切块备用。

❷ 炒锅放油烧热，放入丝瓜炒软，倒入高汤，放酱油、食盐、葱花，烧沸后放入豆腐块，小火炖熟后旺火收汤，调入味精即可。

功效

清热解毒，瘦身明目。

猕猴桃柳橙优酪乳

材料

A			B		
柳橙	2个		柠檬汁	5ml	
猕猴桃	1个		优酪乳	250ml	

柳橙　　　猕猴桃　　　优酪乳

做法

❶ 柳橙洗净削皮，去籽粒，切丁；猕猴桃剥皮，切小块。

❷ 所有材料放进榨汁机，倒入优酪乳和柠檬汁，搅打成混合汁液即可。

功效

降糖排毒，明目护肤，预防便秘。

♥ 日常生活之食疗提醒

丝瓜烹饪窍门

　　丝瓜中含有皂苷类物质、木胶、瓜氨酸、木聚糖、干扰素等特殊成分，对人体有清凉利尿、活血通经、解毒消肿的功效。

● 丝瓜不宜生食，适合烹食，也可以煎汤。

● 丝瓜汁水丰富，最好现切现做，以避免营养成分随汁水流失。

● 烹饪时应尽量保持清淡口味，少用油，尤其不宜使用豆瓣酱等调料，以免抢味。

🍴 降糖食谱大集合

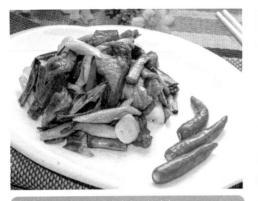

青蒜炒肉片

材料

青蒜	200g	食盐、花椒粉	各5g
五花肉	100g	酱油、料酒	各5ml
姜丝	10g	油	6ml

五花肉　　**姜**

做法

❶ 五花肉洗净切片；青蒜洗净切段。

❷ 炒锅放油烧热，放入肉片、花椒粉、姜丝、料酒炒至肉片变色，放入青蒜继续翻炒至熟，调入酱油、食盐即可。

功效

　　健脾开胃，消食杀菌，保护心脑血管，预防血栓。

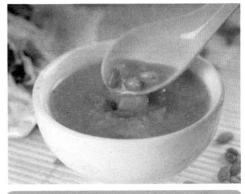

南瓜绿豆粥

材料

老南瓜	500g	清水	1000ml
绿豆	100g		
粳米	50g		

南瓜　　　**绿豆**　　　**粳米**

做法

❶ 绿豆洗净；南瓜削皮，洗净切块；粳米淘洗后泡30分钟。

❷ 绿豆、粳米放入锅中，加清水烧沸后小火煮20分钟，放入南瓜块，继续煮至南瓜软熟即可。

功效

　　清热解毒，消脂降糖。

💙 日常生活之食疗提醒

绿豆食用宜忌

　　绿豆富含蛋白质、膳食纤维、碳水化合物及钙、铁、锌等营养成分。

● 绿豆性凉，应多在夏季食用。

● 体质寒凉的人及女性，不宜多食绿豆。

● 由于绿豆有解毒作用，因此服药期间不宜食绿豆。

➕ 降糖食材大解析

西兰花

有效抑制身体吸收葡萄糖

性味: 性凉，味甘　　**别名**: 花菜、绿菜花

西兰花富含维生素C、B族维生素、胡萝卜素、维生素A等营养成分，有补肾填精、健脑壮骨、补脾和胃的功效，对于久病体虚、耳鸣健忘、脾胃虚弱的患者，均有良好的辅助调理作用。

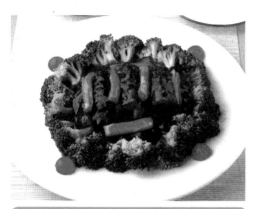

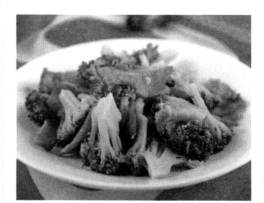

西兰花烧茄条

材料

A			B	
西兰花	200g		油	6ml
茄子	150g		生抽、料酒	各5ml
葱花	20g		食盐	5g

西兰花　　**茄子**　　**葱花**　　**生抽**

做法

❶ 茄子洗净切条；西兰花切块洗净并焯水。

❷ 葱花放入油锅爆香，倒入茄子翻炒，陆续加入料酒、生抽、食盐，炒至茄子变软后放入西兰花，炒熟即可。

培根西兰花

材料

A			B	
西兰花	250g		油	6ml
培根肉	100g		食盐	5g
蚝油	3ml			

西兰花　　**培根肉**　　**食盐**

做法

❶ 培根切片；西兰花掰成小朵后洗净并焯水。

❷ 炒锅放油烧热，放入培根炒2分钟后再放入西兰花翻炒至熟，调入蚝油、食盐炒匀即可。

♥ 烹调小贴士

● 西兰花表面易残留农药，烹饪前应先放在食盐水中浸泡几分钟，能有效除去残留的农药。

● 西兰花用水煮或焯后过凉，颜色依然翠绿，口感更爽脆，适合凉拌或做汤，能避免在高温加热中营养流失；也可与肉类、鸡蛋、虾仁搭配炒着吃。

多多饮水，多吃富含钙、锌、硒、维生素C的食物

糖尿病并发白内障怎么吃

白内障患者一般情况下会被认为与晶状体内维生素C、谷胱甘肽，氨基酸、锌、硒的缺乏有一定的关系，因此在饮食规划方面，应当多食用富含上述营养素的食材。此外，患者还需要大量饮水。

➕ 糖尿病并发白内障的表现形式及危害

真性糖尿病性白内障常见于30岁以前病情严重的糖尿病患者，双眼往往同时发病，48小时内视力会出现明显下降；伴发性糖尿病性白内障则多见于45岁以上的患者，最先单只眼发病，逐渐出现视力模糊和视力下降。白内障是糖尿病患者的常见并发症，如不及时治疗，严重者甚至可致盲。

😊 疾病小知识

糖尿病白内障的病因

高血糖易造成晶状体细胞内的高渗状态，会将细胞外的水分吸收过来，从而引起晶状体细胞肿胀、变性，发生混浊。高血糖还易使患者体内蛋白质的物理性质和化学性质发生变化，并影响体内多种酶的生物活性和晶状体的正常代谢。

😊 来自医师的忠告

定期检查，护眼有方

患者每3~6个月应该做一次眼科检查。一旦出现白内障应尽早手术。但因患者手术风险较大，所以术前患者应做好各项相关检查，尽量降低手术风险。手术前，血糖需控制在接近正常水平；手术后，要注意控制血糖，严格用药，避免揉眼和剧烈运动。

❤ 这样搭配效果好

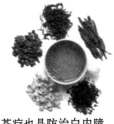

茶疗也是防治白内障十分有效的手段。

● 多吃含钙量高的食物，如骨头汤、脱脂牛奶、奶制品等。
● 决明子茶、枸杞茶、菊花茶等都有养肝明目的作用，能够有效延缓视力衰退。
● 戒烟戒酒，尽量少吃或不吃辛辣、肥腻食品。

🍴 降糖食谱大集合

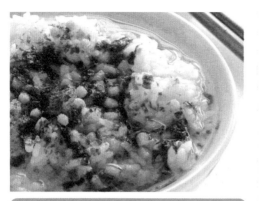

海带紫菜粥

材料

A			B		
干海带	20g		黄豆	20g	
紫菜	20g		香油	2ml	
粳米	100g		食盐	3g	

干海带　　**紫菜**　　**粳米**

做法

❶ 干海带泡发并洗净切丝；粳米淘洗后泡30分钟；黄豆煮熟待用。

❷ 海带丝和粳米放入粥锅，烧沸后小火煮熟，放入紫菜，调入食盐、香油后，撒上适量黄豆即可。

功效

　　软坚散结，护肝明目。

西兰花炒虾仁

材料

A			B		
西兰花	400g		油	6ml	
虾仁	200g		料酒、水淀粉	各3ml	
胡萝卜	300g		食盐	5g	

西兰花　　**虾仁**　　**胡萝卜**

做法

❶ 西兰花掰成小朵，洗净并焯水。虾仁洗净拌入料酒，胡萝卜洗净切成心形。

❷ 油锅中放入虾仁和胡萝卜翻炒，烹入料酒和食盐，再倒入西兰花继续至炒熟，水淀粉勾芡即可。

功效

　　排毒通便，养肝明目，预防心脏病和中风。

♥ 日常生活之食疗提醒

紫菜烹饪窍门

　　紫菜不仅能促进骨骼和牙齿生长，还对甲状腺肿大、乳腺癌、甲状腺癌、恶性淋巴瘤等疾病均有辅助防治作用。

● 紫菜的吃法有很多，可以煮汤，也可以凉拌、炒食、做馅料、炸丸子等。

● 紫菜宜与鸡蛋、肉类、冬菇、豌豆尖、胡萝卜等搭配食用。

● 紫菜食用前，最好先用清水浸泡，并且换一两次水，以清除紫菜上的污染物。

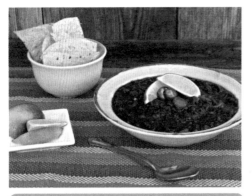

黑豆粥

材料

黑豆	100g	料酒	2ml
粳米	50g	姜汁	1ml
枸杞	5g	食盐	2g

黑豆　　　粳米　　　枸杞

做法

❶ 黑豆提前洗净并浸泡；粳米洗后泡30分钟；枸杞洗净备用。

❷ 所有材料放进锅中，烹入料酒、姜汁、食盐，烧沸后改小火煮至黑豆软烂即可。

功效

养肾护心，清肝明目。

小葱拌豆腐

材料

小葱	200g	香油	2ml
豆腐	250g	酱油	6ml
花椒粉	2g		

小葱　　　豆腐　　　酱油

做法

❶ 小葱洗净并切碎；豆腐切块焯水后装盘备用。

❷ 酱油、香油、花椒粉均适量调和凉开水后倒入小碗，做成调味汁。

❸ 把切碎的小葱撒在豆腐上，淋入调味汁即可。

功效

生津润燥，益气和中，润肤明目。

♡ 日常生活之食疗提醒

香菜食用宜忌

香菜是一种时令菜品，富含蛋白质、维生素C、B族维生素、胡萝卜素等营养成分，有滋阴壮阳、增强食欲、排毒抗衰老的作用。

● 香菜是发物，吃太多容易诱发痼疾，慢性疾病患者应少食或不食。

● 长期大量吃香菜对精神和视力都有损伤。

● 患有口臭、狐臭、龋齿、胃溃疡、皮肤病的人忌吃香菜。

✚ 降糖食材大解析

山楂

对抗葡萄糖引起的血糖升高

性味：性冷、味酸　　　别名：山里红

山楂含有黄酮类、维生素C、胡萝卜素等物质，有开胃消食、化滞消积、活血散瘀、化痰行气等功效，能辅助调理肉食滞积、腹胀痞满、瘀阻腹痛、泄泻、肠风下血等疾病。它还有扩张血管、促进血液循环、改善心脏活力、降血压和胆固醇的作用。

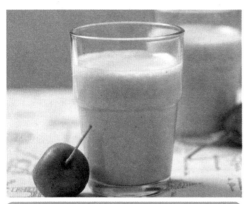

大米山楂豆浆

材料

黄豆	50g
A. 大米	50g
山楂	40g

 黄豆　　 大米　　山楂

做法

① 黄豆提前洗净并浸泡；大米洗后泡30分钟；山楂洗净去籽粒。

② 所有材料放进豆浆机中，加适量水搅打成浆。

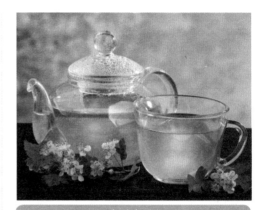

山楂茶

材料

山楂	50g
A. 绿茶	5g

 山楂　　 绿茶

做法

① 山楂洗净后，去蒂和籽粒，掰成碎块。

② 把山楂和绿茶一起放进杯中，沸水冲泡即可。

♥ 烹调小贴士

山楂中含有绿原酸、咖啡酸、山楂酸、槲皮素、熊果酸等成分，有健脾消食、活血化瘀的功效。

● 孕妇忌食山楂。

● 山楂不宜空腹食用，否则会促使胃酸分泌，刺激胃黏膜，加重饥饿感。

多吃富含矿物质和维生素的食物

糖尿病并发视网膜病变怎么吃

视网膜病变的患者在饮食中，应注意多食用些碳水化合物比例较高、粗质纤维比例较高的食材，还要注意补充身体所需的足量的维生素。据研究，洋葱、黄鳝等食物有较好的降血糖作用，也可常食。

➕ 糖尿病并发视网膜病变的表现形式及危害

患者早期的主要症状是眼睛十分干涩。随着病程延长，患者可能出现不同程度视力下降、玻璃体积血等症状。有的患者还可能出现视网膜微血管瘤、出血斑、硬性渗出、棉絮斑、视网膜血管病变、黄斑病变、玻璃体和视神经病变等。该疾病是糖尿病患者致盲的主要原因。

😀 疾病小知识

控制血糖，远离失明

视网膜病变的发生与糖尿病控制的好坏有密切关系。糖尿病患病时间越长，或者血糖长期控制不佳，视网膜病变的概率就越高，病变程度越严重。所以，预防视网膜病变首先需要控制血糖。早发现、早治疗、早期进行干预，完全可以有效控制视网膜病变，避免致盲。

😀 来自医师的忠告

对症服药，延缓病变

病变前期，患者以药物治疗为主，这样做可以有效改善视网膜血液循环，加强局部神经功能，延缓病变发生、发展。不管是使用西药还是活血化瘀的中成药，患者都要在医生的指导下用药。另外，可以根据患者的具体情况，考虑使用激光治疗或手术治疗。

💙 这样搭配效果好

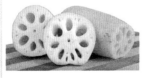

新鲜莲藕汁帮助调理眼疾。

●低脂少油、低盐低糖是饮食原则。多吃富含维生素、膳食纤维的新鲜蔬果。

●如果眼内反复出血，积血难散，饮用新鲜莲藕汁调理效果较好。

●常吃香菇烧豆腐，有清热益胃、活血益气的作用。

🍴 降糖食谱大集合

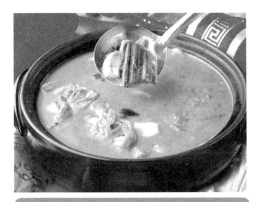

鳝鱼排骨汤

材料

A	肋排	250g	B	料酒	5ml
	鳝鱼	250g		食盐	6g
	葱段、姜片	各5g			

肋排　**鳝鱼**　**姜**　**葱**

做法

❶ 肋排洗净焯水；鳝鱼洗净切段。

❷ 将肋排、鳝鱼、姜片、葱段放入汤锅，加适量水，烧沸后烹入料酒，小火煲至熟烂，调入食盐即可。

功效

补中益气，滋养肝肾，祛风通络。

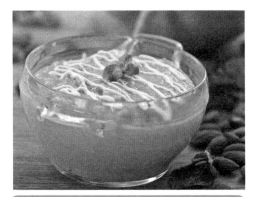

南瓜柳橙牛奶

材料

A	南瓜	150g
	柳橙	2个
	牛奶	250ml

南瓜　**柳橙**　**牛奶**

做法

❶ 南瓜削皮，去瓤和籽粒，洗净切片并蒸熟；柳橙剥皮，去籽粒。

❷ 南瓜和柳橙一起放进榨汁机，搅打成南瓜柳橙泥，然后兑入牛奶混匀即可。

功效

消脂降糖，排毒通便，瘦身减肥。

❤ 日常生活之食疗提醒

排毒又防癌的柳橙

柳橙也名柳丁，性平、味甘，果肉味酸。柳橙中含有丰富的膳食纤维、维生素C、钙、铁、苹果酸等营养成分，具有健脾开胃、化痰止咳的作用。它能够有效清除人体内氧自由基，帮助人体排毒，可以有效防治便秘。另外，还有助于降低人体内的胆固醇，增强人体的免疫功能，抑制癌细胞生长和繁殖。

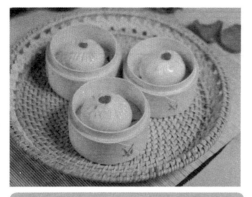

绿豆包

材料

A	面粉	500g	B	泡打粉	10g
	绿豆	500g		木糖醇	20g
	酵母粉	15g		食用油	8ml

面粉

绿豆

做法

① 将面粉、酵母粉、泡打粉和木糖醇混合均匀，加水揉成光滑的面团并等待发酵。

② 绿豆洗净煮烂，压成绿豆粉，再倒入油锅炒熟，调入木糖醇做成绿豆沙。

③ 面团发酵后反复揉搓并分成小剂子，擀成面皮，包入绿豆沙，捏好后大火蒸熟即可。

功效

清心明目，降脂减肥。

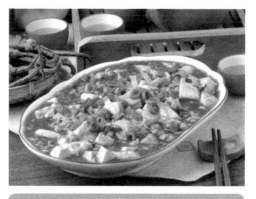

麻婆豆腐

材料

豆腐	500g	油	8ml
牛肉馅	50g	食盐、鸡精	各5g
蒜末、豆豉	各15g	水淀粉、酱油	各5ml

牛肉馅

豆腐

蒜

做法

① 豆腐切块。

② 牛肉馅放入油锅炒至变色，放入豆豉炒香，接着放蒜末、料酒，再倒入高汤煮开。

③ 调入酱油、食盐，放入豆腐煮开，调入鸡精，水淀粉勾芡即可。

功效

温中益气、补中生津、补精添髓。

♡ 日常生活之食疗提醒

豆腐烹饪窍门

　　豆腐是一种高蛋白、低脂肪的食物，有降血压、降血脂、降胆固醇的功效。为了使豆腐美味，烹饪中也需要讲究一些技巧：

● 豆腐切丁后不宜用开水烫，因为开水烫过后，豆腐韧劲过大，影响口感。

● 豆腐切好后，最好先用淡食盐水浸泡，这样做出来的豆腐才不易碎，而且口感滑嫩。

● 做麻婆豆腐最好用软硬适中的南豆腐，太老的北豆腐和太嫩的琼脂豆腐都不好。

降糖食材大解析

苦瓜

减轻体内胰岛负担

性味: 性寒，味苦　　　　**别名:** 凉瓜

苦瓜中含有谷氨酸、果胶、蛋白质、维生素C等成分，有清热解毒、增强食欲、利尿活血、清心明目的作用，经常食用有助于瘦身减肥。苦瓜含有的苦瓜甙和类似胰岛素物质，有降血糖的作用，是糖尿病患者的理想食物。

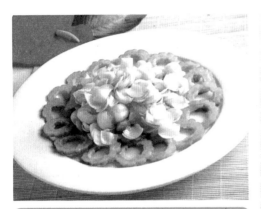

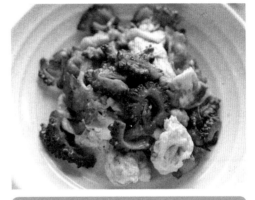

苦瓜炒百合

干煸苦瓜

材料

A	苦瓜	200g	B	油	6ml
	鲜百合	50g		味精、食盐	各5g

苦瓜　　**百合**　　**味精**

做法

❶ 苦瓜去瓤，洗净切片；百合去根须，剥开洗净。

❷ 沸水中调入食盐和油，分别将苦瓜、百合焯水。

❸ 炒锅倒油烧热，放入苦瓜、百合翻炒2分钟，调入食盐、味精即可。

材料

A	苦瓜	500g	B	油	8ml
	猪瘦肉馅	100g		食盐	5g
	鸡蛋	2个		酱油	5ml

猪瘦肉馅　　**鸡蛋**　　**苦瓜**

做法

❶ 苦瓜洗净去瓤切片；肉馅拌入酱油、食盐略腌；鸡蛋搅拌成蛋液。

❷ 锅中放油烧热，将蛋液滑炒至半熟，倒入苦瓜炒软，再倒入肉馅炒至变色，调入食盐、酱油炒匀即可。

烹调小贴士

● 苦瓜宜与青椒搭配，美容养颜、抗衰老；也宜与带鱼搭配，能降低转氨酶，保护肝脏。

糖尿病并发口腔病变怎么吃

糖尿病使人体的免疫能力降低，因此控制好血糖是治疗口腔病变的前提。日常饮食中要注意营养搭配，刺激性的食物、热量较高的食物等都要少食或不食。可适量多选择些富含B族维生素的水果。

➕ 糖尿病并发口腔病变的表现形式及危害

糖尿病可能并发多种口腔疾病，如牙龈炎、牙周炎、龋齿、口腔黏膜病变等。病发时患者牙龈呈深红色、易出血或剥脱，牙周易脓肿。患者还会短期内迅速形成牙结石，并且由于牙结石沉积，牙龈被剥离，牙周被损坏，牙周袋也很快形成。患者的舌色变为深色、舌体肥厚，严重者还出现口臭。

☺ 疾病小知识

糖尿病患者不宜轻易拔牙

糖尿病患者拔牙可能会引起出血不止、感染加剧，甚至引起败血症，不宜轻易拔牙。如需拔牙，要前往正规医院，血糖必须控制在8.9 mmol/L以下，并做好术前工作。术后要使用抗生素。注射胰岛素的人拔牙时间不宜超过两小时，禁食时间不宜过长，以防低血糖。

☺ 来自医师的忠告

控制血糖，保护牙齿

严格预防牙周炎和其他口腔疾病，必须要重视个人口腔卫生，每天早晚刷牙，饭后漱口。坚持按摩牙龈，促进牙龈血液循环，但牙周红肿时不宜按摩。患者最好每半年到一年洗一次牙，清除牙石和牙垢，防止细菌滋生和病毒感染。

♥ 这样搭配效果好

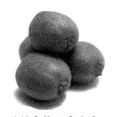

酸性食物不宜多食。

● 戒烟酒，不可食咖啡、可可；忌食辛辣刺激性食物，如葱、蒜、姜、花椒、辣椒、桂皮等。

● 忌食含骨刺、粗纤维较多，以及坚硬、不易消化的食物。

● 忌食酸性食物和甜食，不宜吃太多零食。

🎋 降糖食谱大集合

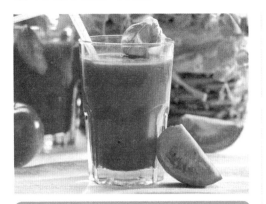

番茄海带饮

材料

A	番茄	100g
	干海带	20g
	清水	1000ml

番茄

海带

做法

❶ 海带泡发洗净后切块焯水。

❷ 番茄洗净、剥皮、去蒂，切块。

❸ 所有材料放进榨汁机中，加适量清水榨成汁即可。

功效

清热解毒，消肿散结。

白菜烧肉丸

材料

A	白菜	400g	B	葱花、姜末	各10g
	猪肉馅	500g		五香粉	5g
	鸡蛋	2个		食盐、味精	各5g

猪肉馅

白菜

鸡蛋

葱花

做法

❶ 白菜洗净切片；鸡蛋搅打成蛋液加入猪肉馅里，再放入食盐、五香粉调味，用手挤成丸子状待用。

❷ 葱花、姜末放入油锅爆香，倒入白菜片，炒熟后加适量水，水开之后放入肉丸，最后装盘前调入食盐、味精炒匀即可。

功效

清热利尿，降血脂和胆固醇。

♥ 日常生活之食疗提醒

豆干食用宜忌

　　豆干即豆腐干，富含蛋白质和人体必需的氨基酸，还含有卵磷脂、钙、磷、铁等营养成分，有降胆固醇的作用，能够防止血管硬化，预防心血管类疾病，并能为人体补充钙质，促进儿童骨骼发育，防治老年人骨质疏松。不过，豆腐干的钠含量较高，糖尿病并发肾病和高脂血症的人要慎食。

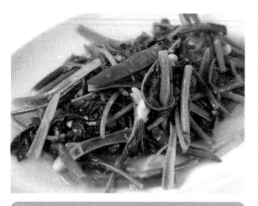

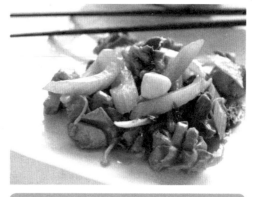

蒜香空心菜

材料

A	空心菜	500g	味精	5g
	葱花	10g	B 食盐	5g
	蒜末	20g		

空心菜　　**蒜**　　**葱花**　　**食盐**

做法

❶ 空心菜洗净切段。

❷ 葱花、蒜末放入油锅爆香，倒入空心菜炒熟，调入食盐、味精炒匀即可。

功效

消食开胃，通便利肺，净化血液。

芹菜爆猪腰

材料

A	猪腰	1个	料酒	5ml
	芹菜	100g	B 蚝油	5ml
	食盐	5g	胡椒粉	3g

猪腰　　**芹菜**

做法

❶ 猪腰洗净切片，拌入料酒、食盐略腌；芹菜洗净切段。

❷ 芹菜放入油锅煸炒出香味，放入猪腰继续炒煮，调入胡椒粉、蚝油炒匀即可。

功效

降压补心，帮助消化。

♡ 日常生活之食疗提醒

茼蒿食用宜忌

　　茼蒿有平肝补肾、健脾开胃、降压补脑的功效，对失眠多梦、心烦不安、咳嗽痰多、腹泻等均有辅助调理作用。它还能促进蛋白质代谢，有助于脂肪分解。

● 适宜患有慢性肠胃疾病和习惯性便秘的人食用。

● 茼蒿富含铁元素，有助于儿童生长发育，还有补血作用。适宜贫血的人和儿童食用。

● 胃虚泄泻的人不宜多食茼蒿。

➕ 降糖食材大解析

番茄
保护心血管系统

性味： 性微寒，味酸　　**别名：** 西红柿、洋柿子

　　番茄的热量非常低，且含有非常丰富的胡萝卜素、维生素C、膳食纤维和番茄红素等营养成分，具有生津止渴、健胃消食的作用。番茄还能够帮助清肠排毒，降低血液中的胆固醇含量，有降血脂的作用。

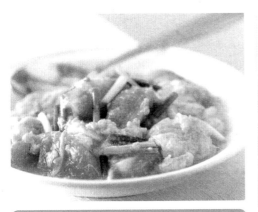

番茄炒蛋

材料

A			B		
鸡蛋	1个		食盐	5g	
番茄	250g		味精	5g	
葱段	10g				

鸡蛋　　　　番茄　　　　葱

做法

❶ 鸡蛋打入碗中搅成蛋液；番茄洗净剥皮，切块。

❷ 炒锅倒油烧至七成热，倒入蛋液至半凝固状态，再倒入番茄和葱段继续炒熟，调入食盐、味精炒匀即可。

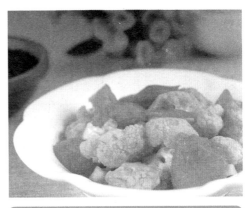

番茄炒菜花

材料

A			B		
菜花	250g		油	6ml	
番茄	200g		食盐	5g	
大葱	5g		味精	5g	

菜花　　　　番茄　　　　葱

做法

❶ 菜花掰成小块，洗净焯水；番茄洗净剥皮，切块；大葱切片。

❷ 大葱放入油锅爆香，放入番茄炒出番茄汁，放入菜花继续炒熟，调入食盐、味精炒匀后装盘即可。

❤ 烹调小贴士

● 生吃番茄可补充维生素C；做熟后吃则能补充大量有抗氧化作用的番茄红素。

● 未成熟的青色番茄含有龙葵碱，误食后可能导致头晕、恶心、呕吐等，不能食用。

忌食辛辣刺激性食物

糖尿病并发皮肤病怎么吃

糖尿病患者由于本身血管及神经系统的损害，皮肤中的葡萄糖含量会明显升高，因此容易出现各种皮肤病的症状。对于此种情况，患者在饮食上必须控制总热量的摄入，避免高油高糖食物。

✚ 糖尿病并发皮肤病的表现形式及危害

患者出现皮肤发红、糖尿病硬化性水肿、皮肤瘙痒、毛囊炎、皮肤溃疡、红斑等症状。皮肤微血管病变轻者会引起血管弹性减弱，致使面部毛细血管扩张，皮肤充血发红，严重者还可能出现玫瑰色疹斑。糖尿病硬化性水肿则主要出现在颈部及背部。有的患者还可能出现无汗或多汗症。

☻ 疾病小知识

三大原因并发皮肤病

糖尿病性皮肤病的诱因：一是患者体内异常中间代谢产物引起的皮肤病，如皮肤感染等；二是慢性退行性变引起的皮肤病、糖尿病性皮肤大疱、硬化性水肿等；三是伴发于糖尿病，但与代谢障碍或退行性病无关的皮肤病，如白癜风等。

☻ 来自医师的忠告

清洁卫生很重要

患者病发时要稳定情绪，保持乐观积极的心态，坚持服降糖药，控制血糖。合理调节饮食，勤加运动锻炼。洗澡不宜过于频繁，水温保持在37～40℃。洗完澡后可适量擦护肤霜或润肤油。

♥ 这样搭配效果好

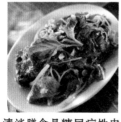

清淡膳食是糖尿病性皮肤病患者的饮食首选。

- ● 饮食宜清淡，多吃新鲜蔬果和富含纤维的食物。
- ● 日常饮食尽量以炖、煮、熬、蒸为主，尽量少用或者不用炒、煎、烤、熏的烹饪方法。
- ● 忌食辛辣刺激性食物，腌制品、巧克力、甜点、海鲜、羊肉等都要尽量少吃或者不吃。

降糖食谱大集合

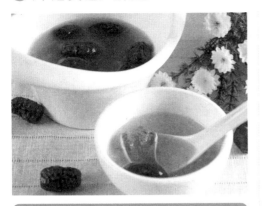

安神猪心汤

材料

猪心	1个	味精	5g
A 红枣	20个	B 料酒	3ml
食盐	5g	高汤	1000ml

猪心　　　红枣

做法

❶ 猪心洗净焯水切片；红枣泡软。

❷ 汤锅中倒高汤，放入猪心、红枣、料酒，待猪心熟后放入食盐、味精即可。

功效

补虚安神、养血宁心。

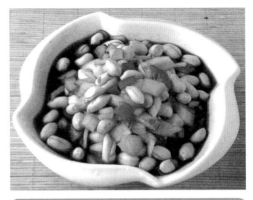

老醋花生米

材料

花生仁	200g	食盐、味精	各10g
A 香菜	20g	B 陈醋	20ml
洋葱末	10g		

花生　　　香菜　　　陈醋

做法

❶ 花生仁洗净后炸熟；香菜洗净切末备用。

❷ 洋葱末、食盐、味精、陈醋放入容器，拌匀成调味汁。

❸ 香菜末、花生仁依次摆入盘中，倒入调味汁即可。

功效

增强记忆力、健脑抗衰老。

日常生活之食疗提醒

补心安神吃猪心

　　猪心的营养非常丰富，含有蛋白质、脂肪、钙、磷、铁、维生素B_2、维生素C、烟酸等营养成分，能够补充心肌的营养，增强心肌的收缩力，有助于功能性心脏病或神经源性心脏疾病的康复。猪心还具有养心安神、益脾止血、定惊的功效，对惊悸、怔忡、自汗、失眠等都有辅助调理作用。

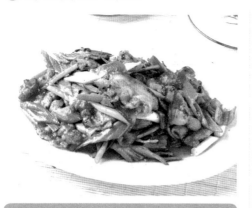

青椒炒肉

材料

猪瘦肉	300g		油	5ml
青椒	1个		生抽	5ml
葱叶	10g		淀粉	3g
食盐	5g			

猪瘦肉

青椒

葱

做法

❶ 青椒洗净切菱形片；瘦肉洗净切片，拌入生抽、食盐、淀粉略腌。

❷ 葱叶放入油锅煸香，放入瘦肉炒变色，放入青椒炒至肉熟，调入食盐、生抽，水淀粉勾芡即可。

功效

增强抵抗力，抗疲劳，延缓衰老。

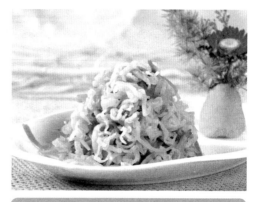

青椒拌海蜇

材料

海蜇皮	200g		酱油、醋	各10ml
青椒	1个		味精	5g
葱花	20g		香油	3ml

海蜇皮

青椒

葱花

做法

❶ 海蜇皮洗净切丝；青椒洗净切丝。

❷ 海蜇丝、青椒丝放入盆内，放入酱油、醋、香油、味精拌匀即可。

功效

软坚散结、行瘀化积、清热化痰。

❤️ 日常生活之食疗提醒

海蜇宜忌

海蜇有清热解毒、化痰软坚、降压消肿的功效，但在食用时需注意：

● 新鲜海蜇有毒，必须用食盐、明矾腌制，浸泡去毒，滤去水分后才能食用。

● 海蜇容易受嗜食盐菌等细菌污染，如果处理不好，食用后容易引起细菌性食物中毒。因此，烹饪海蜇时要注意卫生。

● 海蜇切丝后要用凉开水反复冲洗干净、晾干，以预防食物中毒。

✚ 降糖食材大解析

冬瓜

有利于中老年糖尿病的康复

性味: 性凉，味甘　　**别名:** 白瓜

　　冬瓜中含有丰富的维生素C，其中钾盐含量高，钠盐含量低，具有清热解毒、利水消肿的功效，尤其适合高血压、肾脏病、水肿病的人食用；冬瓜中还含有丙醇二酸，能够有效抑制糖类物质转化为脂肪，是糖尿病患者的理想食品。

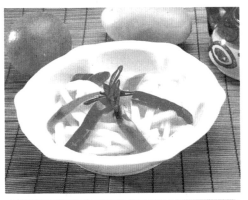

凉拌冬瓜

材料

A	冬瓜	300g	B	食盐	5g
	青、红椒	各50g		味精	2g

冬瓜　　**青、红椒**　　**食盐**

做法

❶ 冬瓜削皮去瓤，洗净切片并焯熟；青、红椒切丝备用。

❷ 食盐、味精放入小碗混匀，制成调味汁。

❸ 调味汁淋在冬瓜片上，青、红椒丝装饰即可。

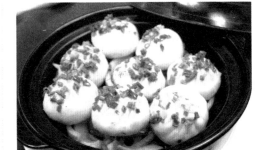

冬瓜肉蒸包

材料

A	面粉	1000g	B	葱花	10g
	猪瘦肉馅	300g		酵母	15g
	冬瓜	500g		味精	2g
	姜末	10g		香油	2ml

面粉　　**冬瓜**　　**猪瘦肉馅**　　**葱**

做法

❶ 面粉中放入酵母、温水，揉成面团待发酵。冬瓜削皮去瓤，洗净剁细，拌入瘦肉馅，放入味精、香油、葱花、姜末调成馅。

❷ 发完酵的面团揉好并分成小剂子，擀成面皮，包入馅料捏成形，旺火蒸20分钟即可。

♡ 烹调小贴士

● 冬瓜能够清热利尿，连皮一起煮汤，降糖效果更理想。

● 冬瓜与鸡肉搭配可清热消肿；与海带搭配能降血压和血脂；与蘑菇搭配可清热祛火、除烦止渴、滋补美容；与火腿搭配则能增强机体免疫力。

糖尿病并发性病怎么吃

饮食调理是控制病情的重要辅助手段。在严格控制血糖的基础上，避免肥胖，戒烟戒酒。遵守糖尿病饮食疗法的基本原则，即低盐低脂。

➕ 糖尿病并发性病的表现形式及危害

女性患者的症状主要表现为：白带增多，呈黄色或绿色脓液，并伴有小便频繁，小便疼痛、内阴和外阴瘙痒、生殖器表面溃疡等。有的女性身上还可能出现很多红色斑，但颜色较暗，需要注意才能发现。男性患者则可能出现性机能减退、阳痿等症状。还有的患者有腰痛、发烧、恶心、呕吐的症状。

😊 疾病小知识

病菌潮湿诱发性病

糖尿病患者体内血糖值高，这使得致病微生物容易繁殖，白细胞吞噬和杀灭细菌的能力也被削弱，免疫力降低；糖尿病患者的尿液和汗液中富含糖分，加之女性外阴透气性差，比较潮湿，所以更容易感染疾病。

😊 来自医师的忠告

个人卫生很重要

患者一旦并发性病首先要及时加强心理疏导，树立信心，保持乐观的情绪。女性患者要注意个人卫生，每天清洗阴部、换洗内裤，减少泌尿生殖系统受细菌感染的机会，防止各种妇科炎症；男性患者要进一步检查，采取相应的治疗和调理措施。

◐ 这样搭配效果好

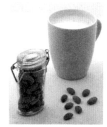

可选择内含坚果类食材的滋补药膳。

● 饮食宜低脂、低糖、低食盐，多吃富含膳食纤维、维生素、无机盐和微量元素的食物，如绿叶蔬菜、新鲜的瓜果等。

● 男性患者适量吃牛肉、鸡肉、豆腐皮、花生、核桃、大豆、芝麻等富含锌、钙、精氨酸的食物，有利于防止性能力和生殖功能萎缩。

● 女性患者饮食宜清淡，忌辛辣、刺激性食物，尽量少吃或不吃巧克力。

🍴 降糖食谱大集合

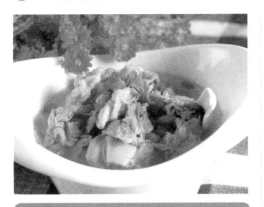

枸杞核桃炖羊肉

材料

A			B		
羊肉	250g		姜片、葱段	各20g	
枸杞	20g		料酒	5ml	
核桃仁	20g		食盐	6g	

羊肉　　　枸杞　　　核桃

做法

❶ 羊肉洗净切块并焯水晾凉；枸杞、核桃仁装盘备用。

❷ 羊肉、枸杞、核桃仁、葱段、姜片放入汤锅，烹入料酒，烧沸后改小火炖3小时，调入食盐即可。

功效

补肾益阳、充髓补脑。

西葫芦饼

材料

A			B		
面粉	100g		清水	500ml	
鸡蛋	2个		食盐	8g	
西葫芦	300g		油	15ml	

面粉　　　西葫芦　　　鸡蛋

做法

❶ 西葫芦洗净后用擦板擦成细丝，在面粉中打入鸡蛋，再加入适量的食盐和西葫芦丝，用清水搅拌均匀成糊状。

❷ 平底锅加油烧热后，将面糊用勺子舀进锅内摊成饼状。熟后盛出切成一口大小即可。

功效

促进胰岛素分泌，润泽肌肤。

● 日常生活之食疗提醒

糖尿病患者应慎食蛋挞

　　蛋挞是一种美味的粤式小吃，既营养又美味。不过，蛋挞的热量相当高，一个蛋挞的热量几乎相当于一碗米饭，但米饭的热量主要来自碳水化合物，而蛋挞的热量却主要来自脂肪，并且其中饱和脂肪含量高达56%。另外，蛋挞中还含有较多的胆固醇。糖尿病患者，尤其是并发高血脂的糖尿病患者不宜多食蛋挞。

🍴 降糖食谱大集合

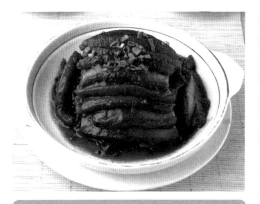

梅菜扣肉

材料

A			B		
五花肉	300g		生抽	6ml
梅干菜	500g		蚝油	6ml
蒜末	10g		食用油	8ml

五花肉　　**大蒜**　　**梅干菜**

做法

❶ 梅干菜泡发洗净；五花肉洗净焯熟。

❷ 五花肉皮朝下放入油锅煎至肉皮起泡，捞出切片。

❸ 蒜末放入油锅爆香，倒入梅干菜炒出香味。五花肉片放入盘中，铺上梅干菜，淋入生抽、蚝油，蒸熟即可。

功效

健脾开胃，补肾益气，强心安神。

纳豆豆腐盅

材料

A			B		
嫩豆腐	500g		青豆	200g
纳豆	200g		食盐	6g
胡萝卜	50g		酱油	5ml

豆腐　　**纳豆**　　**青豆**　　**胡萝卜**

做法

❶ 嫩豆腐整块放入微波炉转热后取出挖洞；胡萝卜切片。

❷ 挖出的豆腐与纳豆混匀，放入酱油、青豆、胡萝卜片、食盐拌匀，再填回豆腐洞，淋上酱油即可。

功效

润肠通便、降脂瘦身，降血压和胆固醇。

❤ 日常生活之食疗提醒

纳豆宜忌

　　纳豆是大豆经过纳豆菌发酵而成的，有降脂减肥的作用。

● 食用纳豆12小时内，纳豆激酶会在体内发挥溶解血栓的作用，所以纳豆最好在晚餐吃。

● 纳豆激酶不耐热，尽可能不加热吃。

● 纳豆可以放置在冰箱内低温保存一周左右的时间。

✚ 降糖食材大解析

白萝卜

预防并发骨质疏松症

性味: 性寒凉,味甘　　**别名:** 莱菔

　　白萝卜中富含维生素C和微量元素锌,常食能够增强免疫力。白萝卜中还含有一种芥子油,能够增强食欲,促进消化。白萝卜中的淀粉酶还能帮助分解食物中的淀粉和脂肪。

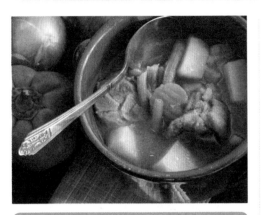

鲜蔬排骨汤

材料

A	猪排骨	200g	B	姜片、蒜片 各20g
	白萝卜	500g		酱油 5ml
	胡萝卜	200g		鸡精 2g

猪排骨　　**胡萝卜**　　**白萝卜**

做法

❶ 排骨洗净焯水;白萝卜、胡萝卜都洗净切块。

❷ 汤锅中放适量水,放入姜片、蒜片,烧沸后放入排骨煮5分钟。

❸ 烧沸后改小火煮至排骨软烂,调入酱油、鸡精即可。

凉拌萝卜丝

材料

A	白萝卜	250g	B	食盐 5g
	干红辣椒	10g		香油 2ml
	炸花生米	20g		味精 2g

白萝卜　　**干红辣椒**　　**花生**

做法

❶ 白萝卜削皮,洗净切丝装盘。

❷ 萝卜丝上撒食盐、味精,淋香油,与干红辣椒和炸花生米拌匀即可。

♡ 烹调小贴士

● 生食白萝卜后,半小时内不能进食,以避免其有效成分被稀释。

● 白萝卜与牛肉搭配食用可健脾消食;与鸡肉搭配能促进营养素的消化和吸收。

糖尿病并发神经病变怎么吃

控制总热量是糖尿病患者进行饮食疗法的首要原则。较胖的患者通过限制热量摄入来减肥，稍瘦的患者通过适当多食多饮高热量食物来增重到正常水平。在减肥时，并不主张患者严格控制碳水化合物，因为一些粗纤维的碳水化合物还是有很好降糖功效的。

✚ 糖尿病并发神经病变的表现形式及危害

周围神经病变的症状主要表现为感觉减退，对冷热不敏感，痛觉迟钝；有蚁走感、烧灼感，手脚发冷或发热等；患者还可能因为气候变化出现自发性疼痛，以及肌萎缩、瘫痪等症状；自主神经病变则主要表现为直立性低血压，如起床或站立时突然头晕眼花，以及恶心呕吐、饱胀、便秘、排尿、出汗异常等。

☺ 疾病小知识

高血糖累及神经细胞

葡萄糖进入神经细胞时并不需要胰岛素帮助，所以神经细胞内的葡萄糖浓度高。这些葡萄糖受醛糖还原酶催化，首先生成山梨醇，再转变为果糖，使神经细胞内的渗透压升高，蛋白质发生糖化变性，再加上局部缺氧，导致神经细胞肿胀、神经纤维鞘膜脱落，引发神经病变。

☺ 来自医师的忠告

保护神经不受伤

患者洗澡、洗脚时，家人最好先试一下水温，以免患者由于水温过高而被烫伤。冬天需注意保暖，尤其双手和双脚要避免被冻伤。每天睡觉前检查身体，尤其是四肢，看看有无损伤或感染。穿鞋前检查鞋子，避免鞋内有异物而受伤，鞋底也应尽量松软适脚。

♡ 这样搭配效果好

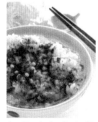

加餐时应注意控制膳食含糖量。

- 少食多餐。每天除三次正餐外，早饭与午饭之间，午饭与晚饭之间，以及晚上应该各加一次餐。
- 尽量不吃含糖量高的食物，以维持机体内正常的糖代谢，保持机体健康。
- 多吃富含膳食纤维的食物，如芹菜等绿叶蔬菜。

⑪ 降糖食谱大集合

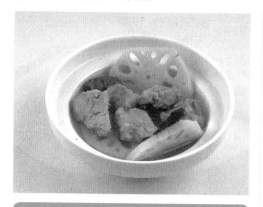

红枣莲藕炖排骨

材料

A			B	
莲藕	500g		食盐	6g
排骨	300g			
红枣	10个			

莲藕　　**排骨**　　**红枣**

做法

① 排骨洗净焯水；莲藕削皮，洗净切块；红枣洗净去核。

② 所有材料放进汤锅，煮沸后改小火炖至排骨软烂，调入食盐即可。

功效

健脾开胃，益气补血，祛燥除烦。

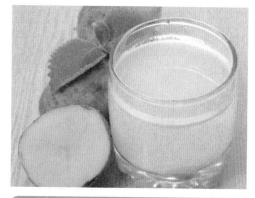

马铃薯莲藕汁

材料

A	
马铃薯	200g
莲藕	100g
清水	500ml

马铃薯　　**莲藕**

做法

① 马铃薯、莲藕分别削皮，洗净切块并焯熟备用。

② 所有材料放进榨汁机，加适量水搅打成汁即可。

功效

健脾开胃，清热解毒。

♥ 日常生活之食疗提醒

厨房窍门

土豆削皮时，只需要削掉表面最薄的一层，因为土豆皮下的汁液含有丰富的蛋白质。削了皮的土豆如果不能立即烹饪，应该浸泡在凉水中避免其发黑，但是浸泡时间不宜太久，以免造成营养成分流失。炖土豆时要用文火煮烧，才能使土豆均匀地熟烂。

🍴 降糖食谱大集合

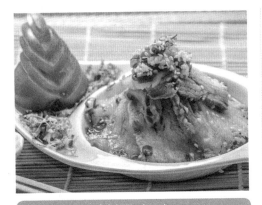

蒜泥白肉

材料

猪肉	300g	生抽	5ml
A 蒜泥	50g	B 食盐	5g
葱段、姜片	各5g	辣椒油	2ml

猪肉 **蒜** **食盐**

做法

① 猪肉洗净后，与葱段、姜片一起放进汤锅煮至断生。

② 蒜泥、生抽、食盐、辣椒油装碗中制成调味汁。

③ 猪肉切薄片码放盘中，淋上调味汁即可。

功效

健脾开胃，益气生津。

芹菜拌香干

材料

香芹茎	200g	香油	2ml
A 香干	200g	B 食盐	5g
味精	2g		

香芹茎 **香干**

做法

① 香芹茎洗净切段并焯水；香干洗净焯水切细条。

② 香芹和香干放入盘中，放入精食盐、香油、味精拌匀即可。

功效

防治便秘，瘦身减肥。

❤ 日常生活之食疗提醒

蒜泥白肉烹饪小窍门

　　蒜泥白肉是用猪后腿肉制作的一道川味美食，富含优质蛋白质和人体必需的脂肪酸，并含有血红素和能够促进铁吸收的半胱氨酸，有健脾开胃、补肾养血、滋阴润燥的作用，能有效改善缺铁性贫血。

● 肉不宜煮得过烂，煮至八成熟即可。

● 切肉片时，肉片越薄越好。

降糖食谱大集合

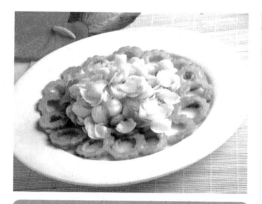

苦瓜拌百合

材料

A			B	
苦瓜	200g		食盐	5g
鲜百合	50g			
红辣椒丝	10g			

苦瓜 **百合** **红辣椒**

做法

❶ 苦瓜洗净去瓤切片并焯水；鲜百合分成小瓣洗净后焯水。

❷ 苦瓜、百合和红辣椒丝放在盘中，撒入食盐，拌匀即可。

功效

清凉去火、解乏安神、清心明目。

腐竹猪肝汤

材料

A			B	
新鲜猪肝	100g		鸡精、淀粉	各5g
腐竹	20g		香油、姜汁	各3ml
胡萝卜	50g		料酒、生抽	各5ml

猪肝 **胡萝卜** **腐竹**

做法

❶ 猪肝洗净切片，拌入食盐、生抽、料酒、姜汁、淀粉略腌；腐竹泡发洗净切段；胡萝卜洗净切片备用。

❷ 腐竹放入烧沸的汤锅中煮熟，再放入猪肝煮至变色，调入食盐、胡椒粉、鸡精，淋入香油即可。

功效

养肝补血，明目降脂。

日常生活之食疗提醒

腐竹食用宜忌

　　腐竹中的谷氨酸含量很高，有健脑益智的作用，能够有效预防老年性痴呆。腐竹中还含磷脂，能降低血液中的胆固醇，防止高血脂和动脉硬化。

● 腐竹的热量比其他豆制品高，肥胖的糖尿病患者不宜多食。

● 糖尿病并发肾炎、肾功能不全的患者忌食。

性味: 性凉, 味甘　　　别名: 石刀柏

芦笋

综合改善症状

芦笋富含多种氨基酸、蛋白质及天冬酰胺、钾、铬、锰等营养成分，是一种低糖、低脂肪、高纤维素、高维生素的食物，有清热解毒、生津利水的功效。常吃芦笋，能够调节人体新陈代谢，提高免疫力。

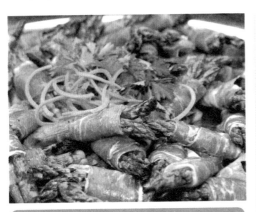

火腿炒芦笋

材料

A		B	
芦笋	500g	料酒、水淀粉	各5ml
熟火腿	100g	食盐	5g
鸡精	5g	高汤	30ml

芦笋　　　熟火腿

做法

❶ 芦笋洗净切段；熟火腿切片。

❷ 火腿片、料酒放入油锅煸炒并淋入少许高汤焖1分钟。

❸ 放入芦笋段、食盐、鸡精翻炒至熟，水淀粉勾芡即可。

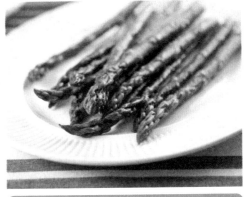

白灼芦笋

材料

A			
芦笋	500g	食盐	5g
葱花、姜末	各10g	白醋	5ml
生抽	5ml		

芦笋　　　生抽

做法

❶ 芦笋洗净切段并焯水装盘。

❷ 生抽、白醋、适量水倒入小碗，做成醋汁。

❸ 葱花、姜末放入炒锅炒出香味，倒入醋汁烧至浓稠，浇淋在芦笋上即可。

♥ 烹调小贴士

● 芦笋适合搭配猪肉食用，能促进维生素B_{12}的吸收；也适合搭配百合、冬瓜食用，高血压、高脂血症糖尿病患者可经常食用；也适合与鲜虾、海苔搭配食用，能防止甲状腺功能失调。

Part3

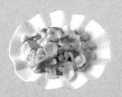 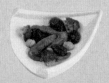 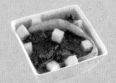

怎样吃出平稳血糖

虽然都是吃，可是吃也有讲究，尤其是糖尿病患者的吃更有讲究。糖尿病患者也有不同群体：儿童糖尿病患者、妊娠糖尿病患者、消瘦型糖尿病患者、肥胖型糖尿病患者、老年糖尿病患者……不同的患者对每餐饮食中吃的量，吃的食物种类，食物的搭配，包括饮食宜忌都有不同的要求。那么，不同群体的糖尿病患者，究竟该吃什么，怎样吃呢？

蛋白质、膳食纤维合理搭配，控制甜食

儿童糖尿病患者怎么吃

一些微量元素，如锌、铬等，在体内有刺激胰岛素分泌的作用，因此在平时选择食疗食材时，富含锌、铬的蘑菇、糙米等都是不错的选择。相较于成人，儿童患者更难抵制糖果的诱惑，但一定要严格控制，以防血糖迅速升高。

✚ 儿童糖尿病的表现形式及危害

患儿易饥饿，食欲亢进；饮水量和饮水次数明显增多，排尿明显增加，有的患儿还可能遗尿，精神方面则为萎靡不振。儿童糖尿病一般起病急，约1/3的患儿发病前有过上呼吸道、消化道、尿路或皮肤感染病史。如果不能有效控制血糖，那么一两年内则可能发生白内障，晚期还会出现视网膜病变。

☺ 疾病小知识

碳酸饮料也可致病

据研究，儿童患者约占糖尿病患者总人数的5%。多数患儿体形肥胖，饮食不合理、缺乏锻炼、饮用碳酸饮料、进食高脂肪食物等，这些都是诱发儿童糖尿病的主要原因。并且，儿童2型糖尿病一般很隐蔽，早期患儿很少有"三多一少"的症状，因此容易延误诊治时机。

☺ 来自医师的忠告

耐心引导，定期检查

家长和医生必须共同指导和帮助糖尿病患儿。和成人不同，儿童控制饮食相对比较困难，对不同年龄的儿童，要根据其年龄特点和个性特征，为他们制订合理计划饮食；在运动上也要指导孩子掌握强度，不宜过量。糖尿病患儿也需要定期监控血糖。

❤ 这样搭配效果好

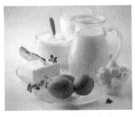

睡前加餐可选择牛奶、奶酪等食物。

- 多吃高纤维食物，如粗杂粮、蔬菜等。
- 限制脂肪摄入量，每天烹饪用的植物油不超过20g。
- 每晚睡前加餐的食物中必须含有蛋白质成分，如鸡蛋、奶酪、瘦肉、花生酱等。但蛋白质摄入量不宜过多，以每千克体重进食1.2g蛋白质为宜。

🍴 降糖食谱大集合

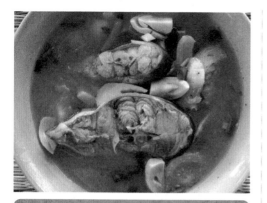

泰式鲜鱼汤

材料

A	鲤鱼	1000g	B	大蒜、葱叶	各100g
	番茄	300g		红辣椒	10g
	胡萝卜	300g		酱油、味精	各5g

鲤鱼　　**番茄**　　**胡萝卜**　　**红辣椒**

做法

❶ 鲤鱼洗净后切成大块；胡萝卜、番茄洗净切小块。

❷ 胡萝卜块放入油锅微炸，放入鲜鱼，加适量开水烧开。

❸ 放入葱叶、大蒜、红辣椒、酱油、味精及番茄，煮至鱼肉入味即可。

功效

> 清热解毒，健脾开胃。

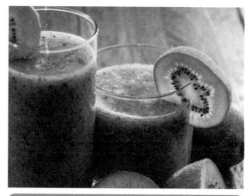

猕猴桃梨汁

材料

A	猕猴桃	2个	B	冰块	10块
	梨	2个			
	柠檬	半个			

梨　　　**猕猴桃**　　**柠檬**

做法

❶ 猕猴桃剥皮切块；梨削皮去核切块；柠檬洗净切片。

❷ 所有材料放进榨汁机，加适量凉开水榨成汁。果汁盛入杯中，加适量冰块即可。

功效

> 消除疲劳，软化血管，改善便秘。

❤ 日常生活之食疗提醒

鲤鱼食用宜忌

　　鲤鱼富含蛋白质和不饱和脂肪酸，有补脾健胃、利水消肿、清热解毒的功效，能降胆固醇，防治动脉硬化、冠心病等症。

● 鲤鱼忌与绿豆、芋头、牛羊油、猪肝、鸡肉、荆芥、甘草、南瓜、赤小豆和狗肉同食。

● 吃鲤鱼时不宜吃咸菜，否则容易引起消化不良。

🍴 降糖食谱大集合

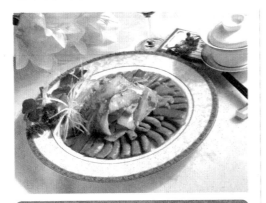

豆角炒菜心

材料

A		B	
大白菜心	200g	葱段、姜丝	各10g
豆角	200g	酱油	5ml
红椒	50g	五香粉、鸡精	各2g

大白菜　　**豆角**　　**红椒**

做法

❶ 豆角去筋，洗净切段；大白菜洗净切丝；红椒洗净切丝。

❷ 葱段、姜丝放入油锅爆香，放入红椒、白菜翻炒2分钟，调入酱油、五香粉、鸡精炒匀，倒入豆角继续炒熟即可。

功效

清热解毒，健脾补肾，益气生津。

丝瓜菊花粥

材料

A		B	
丝瓜	100g	菊花	20g
黄瓜	50g	甜叶菊	1g
粳米	100g		

丝瓜　　**黄瓜**　　**粳米**

做法

❶ 丝瓜削皮，洗净切块；菊花和甜叶菊用沸水冲泡；黄瓜洗净切丝；粳米洗净泡30分钟后备用。

❷ 菊花、甜叶菊水倒入粥锅，放入粳米，烧沸后放入丝瓜块和黄瓜丝，小火煮至熟烂即可。

功效

清热解毒，益气生津，养肝护肾，瘦身减肥。

❤ 日常生活之食疗提醒

降糖食品甜叶菊

甜叶菊是一种低热量、高甜度的天然甜味剂，不仅有生津止渴、降低血糖的功效，还能够抑菌止血、镇痛解毒、瘦身减肥。据研究，患者食用了甜叶菊后，对葡萄糖的耐受性提高，血糖水平明显下降，是糖尿病患者的理想食品。糖尿病患者烹饪甜味食品时，可以用甜叶菊替代白糖、冰糖和蜂蜜。

🍴 降糖食谱大集合

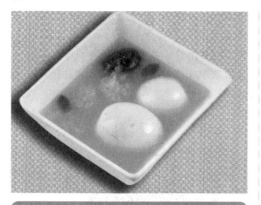

酒酿红枣蛋

材料

	鸡蛋	2个
A	红枣	10颗
	酒酿	50g

酒酿　　　鸡蛋　　　红枣

做法

❶ 鸡蛋带皮煮熟后剥皮待用；红枣去核待用。

❷ 汤锅中放入适量水煮沸，放入白煮蛋、红枣及酒酿煮10分钟即可。

功效

补益气血，宁心安神。

板栗香菇烧凤翅

材料

	鸡翅	500g	食盐、鸡精	各5g
A	板栗、香菇	各100g	B　料酒、高汤	各10ml
	西兰花	50g	水淀粉	5ml

鸡翅　　　板栗　　　香菇　　　西兰花

做法

❶ 鸡翅洗净剁块；板栗去壳和皮洗净；香菇洗净；西兰花掰成小朵备用。

❷ 板栗放入油锅炸酥。

❸ 油锅中放入鸡翅、食盐、料酒煸炒2分钟，放入香菇和西兰花，倒入高汤煮至入味，调入鸡精，水淀粉勾芡即可。

功效

健脾养胃，益气活血。

❤ 日常生活之食疗提醒

如何选购酒酿

　　酒酿是用糯米蒸熟后经过微生物发酵制成的一种甜米酒，富含维生素B$_1$、维生素B$_2$和矿物元素等，具有益气生津、活血祛瘀、散结消肿的作用，能够促进血液循环，帮助消化，增进食欲。购买酒酿时，如果装酒酿的玻璃罐中米的洞比较大，则酒酿时间较长；如果米的洞小，则酒酿时间较短。

☩ 降糖食材大解析

海带
改善胰岛的分泌功能

性味：味苦，性寒　　　　**别名**：昆布、江白菜

海带的营养价值很高，富含粗蛋白、膳食纤维、钙、铁、碘、钾、胡萝卜素、核黄素等营养成分。经常吃海带，不仅能防治甲状腺肿大，还能预防动脉硬化，降低体内胆固醇。

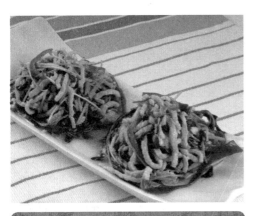

海带豆苗炒肉丝

材料

A			B		
豌豆苗	200g		食盐、姜末	各5g
里脊肉	200g		生抽、料酒	各5ml
海带丝	50g		水淀粉	3ml

豌豆苗　　**里脊肉**　　**海带丝**

做法

❶ 里脊肉洗净切丝，拌入料酒、生抽、水淀粉略腌。豌豆苗洗净；海带丝泡发洗净并焯水。

❷ 肉丝放入油锅炒至变色，放入姜末继续炒1分钟，再放入豌豆苗和海带丝，倒入料酒炒熟，调入食盐炒匀即可。

凉拌海带

材料

A			B		
干海带丝	100g		食盐、鸡精	各5g
红辣椒碎	5g		香油	3ml
蒜末	20g		醋	10ml

海带丝　　**红辣椒**　　**大蒜**

做法

❶ 干海带丝泡发后洗净并切断。

❷ 汤锅中放水烧沸，放入海带丝焯熟后捞出过凉并沥水。

❸ 把海带丝、红辣椒碎、蒜末装在盘中，放入食盐、鸡精、香油、醋，搅拌均匀即可。

♥ 烹调小贴士

● 由于海水污染，海带通常含砷，长期超量食用砷会使人慢性中毒。所以食用前须用清水充分浸泡海带。

● 先洗净后再浸泡，可以勤换两三次水。

妊娠糖尿病患者怎么吃

与其他类型的患者不同，妊娠糖尿病患者在饮食调理时，需要格外注意孕妇自身及胎儿的营养需求。在满足所需营养的前提下，控制热量的摄取，在餐次的分配上也要讲究。增加膳食纤维摄入，尽量避免甜食和高油物质。

✚ 妊娠糖尿病的表现形式及危害

妊娠糖尿病主要表现为患者容易饥饿和口渴、饮水量增多、尿频。妊娠糖尿病患者皮肤常瘙痒，容易感到疲乏，还可能出现一些低血糖症状，如头晕等。如果孕妇不能有效控制血糖，那么很有可能会对胎儿造成危害，新生儿低血糖和新生儿呼吸窘迫综合征的发病率和新生儿死亡率都会明显增加。

😃 疾病小知识

补硒可治疗妊娠糖尿病

硒是人体不可或缺的微量元素，能抗氧化，消除自由基，改善内分泌细胞代谢功能，还可改善血黏状态，延缓并发症的发生。硒还能防止胰岛β细胞氧化破坏，使其功能正常，促进糖分代谢，降低血糖和尿糖。

😃 来自医师的忠告

定期孕检，及早预防

孕妇最好在孕时18～32周之间检查血糖，如果血糖偏高，则要咨询妇产科和糖尿病专科医生，合理用药。定期复查血糖和尿糖，妊娠后期每周检查一次。平时密切监测血压及胎儿情况，一旦异常，立即住院，决定引产还是剖宫产。

♥ 这样搭配效果好

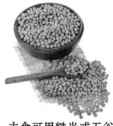

主食可用糙米或五谷饭取代白米饭。

● 要保证母体和胎儿有足够的热量及营养素，使母体和胎儿能适当增加体重。
● 多吃富含硒的食物，如鱼、香菇、芝麻、大蒜、芥菜等。
● 烹饪以植物油为主，尽量少食或不食油炸、油煎、油酥类食物及动物脂肪含量高的食物。

🍴 降糖食谱大集合

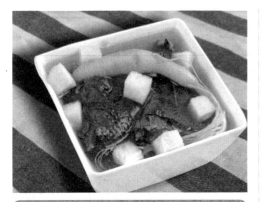

人参雪梨乌鸡汤

材料

A	乌鸡	1只	B	雪梨	2个
	人参	10g		高汤	1000ml

乌鸡　　　人参　　　雪梨

做法

❶ 雪梨削皮切块；乌鸡洗净焯水。

❷ 人参用温水泡软，洗净切段，放入砂锅，加适量高汤蒸30分钟。

❸ 蒸过的人参和雪梨放进鸡腹，蒸人参的原汤烧开，放入所有原材调料，蒸2小时即可。

功效

> 润肺生津、补气养血、安神养胎。

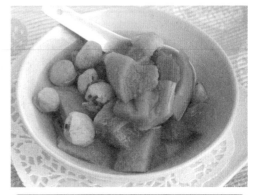

银耳炖木瓜

材料

A	干银耳	20g	B	红枣	10个
	木瓜	1个			

木瓜　　　银耳　　　红枣　　　冰糖

做法

❶ 干银耳泡发撕碎；木瓜削皮、去籽粒，洗净切块；红枣洗净。

❷ 以上材料和冰糖一起放入汤锅，烧沸后改小火炖60分钟即可。

功效

> 健脾开胃、清热润燥、消食化积、催乳。

♥ 日常生活之食疗提醒

> ### 人参宜忌
> 人参有补脾益肺、生津止渴、安神益智、大补元气的功效，适合气血津液不足和血糖高的人群食用。
> ● 人参只适合气虚体弱的人，体质强壮的人慎食。
> ● 人参忌与萝卜和各种海味同吃；食用人参后不宜饮茶。
> ● 人参无论煎服还是炖服，均忌用金属炊具。

⑪降糖食谱大集合

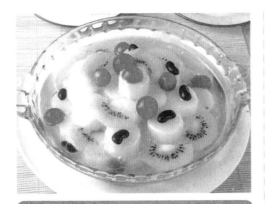

水果山药粥

材料

A	山药	100g	B	猕猴桃	1个
	梨	1个		水果罐头	500g

山药　　　**梨**　　　**猕猴桃**

做法

❶ 山药削皮，洗净切丁；猕猴桃和梨削皮、去核切丁；水果罐头打开备用。

❷ 粥锅中加适量水，放入所有材料，烧沸后小火煮至软烂即可。

功效

清热润燥，补血养颜、消除色斑。

冬笋拌油菜

材料

A	油菜	500g	B	花椒	5g
	冬笋	100g		食用油	2ml
	葱丝、姜丝	各10g		味精、食盐	各5g

油菜　　**冬笋**　　**姜**　　**葱**

做法

❶ 冬笋洗净切片，油菜叶片洗净，分别用盐水焯熟后装盘。

❷ 花椒放入油锅炸香，制成花椒油。在冬笋和油菜上淋花椒油，撒入食盐、味精，拌匀即可。

功效

润肠通便，明目美容。

♥日常生活之食疗提醒

冬笋烹饪窍门

冬笋富含多种氨基酸等，有润肠减肥、防癌抗癌的作用，对冠心病、高血压、糖尿病都有很好的防治作用。

● 冬笋含草酸，食用前一定要用淡食盐水煮5~10分钟，去除大部分草酸和涩味。或先用清水煮滚，再放进冷水中浸泡半天，也能有效去除涩味。

🍴 降糖食谱大集合

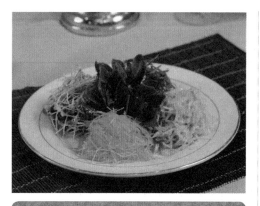

醋拌七彩丝

材料

	豆苗	200g		白醋	20ml
A	胡萝卜	300g	B	香油	3ml
	黄瓜	300g		食盐	5g

豆苗 **胡萝卜** **黄瓜**

做法

❶ 豆苗洗净待用；胡萝卜、黄瓜洗净切成细丝待用。

❷ 将豆苗、胡萝卜丝和黄瓜丝按照喜欢的造型摆盘，加入香油、白醋和食盐拌匀即可。

功效

开胃健脾、润肠通便、排毒养颜、清心安神。

丝瓜百合鲜菇

材料

	丝瓜	250g		食盐	5g
A	蘑菇	200g	B	食用油	5ml
	鲜百合	1个		淀粉	5g

丝瓜 **蘑菇** **百合**

做法

❶ 百合去头、尾和芯部，用清水浸泡2分钟后洗净捞起；丝瓜削皮，洗净后斜切成段；蘑菇洗净切片。

❷ 炒锅倒油烧热，放入丝瓜、蘑菇、百合煸炒2分钟，放入食盐，炒匀后用水淀粉勾芡即可。

功效

清热润肺、降脂降糖，安神养心。

♥ 日常生活之食疗提醒

金针菇烹饪窍门

● 金针菇富含氨基酸、朴菇素、锌等成分，能增强智力、抗疲劳，且有降胆固醇、抑制癌细胞的功效。

● 做凉菜时，放入沸水氽烫10秒就可以了，时间太长吃起来容易塞牙。

● 凉拌金针菇最好在氽烫后装盘时去根，才不易散开，便于装盘。

⊕ 降糖食材大解析

莲藕

调节糖分代谢

性味: 性平, 味甘　　　别名: 菡萏、芙蕖

莲藕富含蛋白质、碳水化合物、粗纤维等物质, 有清热凉血、通便止泻、健脾开胃、益血生肌、止血散瘀的功效, 能降低血液中的胆固醇和甘油三酯含量, 并能增强食欲, 促进消化。

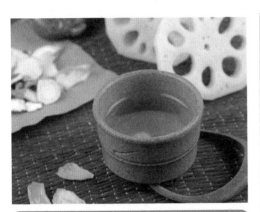

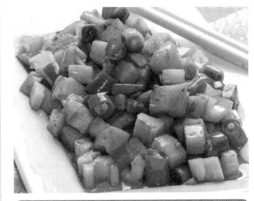

百合莲藕茶

酸辣藕丁

材料

百合	10g
莲藕	50g

（A）

莲藕　　　　百合

材料

莲藕	100g	生抽、醋	各10ml
猪肉馅	50g	食盐	6g
辣椒	1个	食用油	6ml

（A）　　　　　　　（B）

莲藕　　　猪肉馅　　　辣椒

做法

❶ 百合洗净; 莲藕削皮, 洗净切片。

❷ 所有食材放进瓷煲, 加适量水, 烧沸后改小火煲30分钟即可。

做法

❶ 辣椒洗净切碎; 莲藕削皮, 洗净切丁。

❷ 猪肉馅放入油锅炒变色, 烹入生抽, 继续炒熟后盛出。另起炒锅倒油烧热, 放入莲藕炒熟, 调入生抽、食盐、醋、辣椒碎, 倒入肉馅炒匀即可。

♡ 烹调小贴士

● 食用莲藕要挑选外皮呈黄褐色、肉肥厚而白的, 颜色发黑有异味的莲藕不宜食用。

● 藕节是一种止血良药, 对各种出血, 如咳血、尿血、便血、子宫出血等, 皆有良好的疗效。所以食用藕时, 最好保留藕节。

限制高糖、高脂食物，多吃蔬菜水果

老年糖尿病患者怎么吃

由于老年患者大多身体素质较差，因此在通过饮食疗法控制血糖的同时，还需要适时地用些滋补身体的药膳。少食多餐，每一餐的饭量应较之前有所减少，以七八分饱为宜。

✚ 老年糖尿病的表现形式及危害

老年糖尿病患者包括60岁后才发病，或者60岁以前发病而延续到60岁以后的人。通常还伴随有其他多种疾病，如多数患者智力和记忆力减退。通常情况下患者无症状或症状不典型，有的疾病症状甚至还会被其他慢性疾病症状所掩饰，这种情况使得其发病率和死亡率都比较高。

☻ 疾病小知识

注意夜间低血糖

老年糖尿病患者用药后，要当心夜晚出现低血糖的情况，服用一些长效磺胺类药物时，如优降糖，则更容易出现问题。患者还要注意药物对肝肾的不良反应，如果肝肾功能不好或血糖控制不好，应及时使用胰岛素治疗。

☻ 来自医师的忠告

细心护理，贴心关爱

患者要进行血糖和尿糖的自我监测，加强个人卫生护理，尤其要重视足部护理。另外，老年患者更应坚持运动，可以选择慢跑、散步、太极拳等项目，以达到防止肥胖，增强身体周围组织对胰岛素的敏感性，促进葡萄糖利用的目的。

♥ 这样搭配效果好

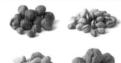
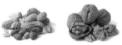
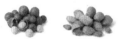

坚果类食品含油脂量较高，不宜常食。

● 淀粉含量较高的土豆、番薯、芋头、玉米等食物，不宜多食。

● 严格控制油脂，少吃或不吃油炸、油煎、油酥及高脂肪食物，如肥肉、猪皮、松子、核桃、花生等。

● 动物内脏、蛋黄、海鲜类等胆固醇含量高的食物，也要尽量少吃或不吃。

🍴 降糖食谱大集合

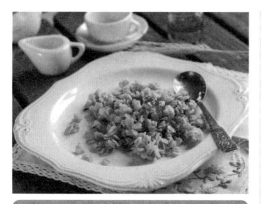

四仁鸡蛋粥

材料

A	白果仁	10g		B	胡桃仁	10g
	甜杏仁	10g			花生仁	10g
	粳米	100g			鸡蛋	2个

白果仁　　**甜杏仁**　　**花生仁**　　**胡桃仁**

做法

❶ 白果仁、甜杏仁、胡桃仁、花生仁分别压碎；粳米洗净后泡30分钟；鸡蛋搅拌成蛋液备用。

❷ 粳米和果仁碎末放入粥锅，加适量水，烧沸后改小火煮至熟烂。

❸ 倒入蛋液，边倒边搅散，继续煮10分钟即可。

功效

止咳平喘，润肠通便。

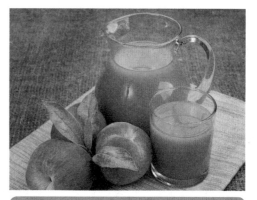

酪梨水蜜桃汁

材料

A	酪梨	1个
	水蜜桃	2个
	凉开水	500ml

酪梨　　　　**水蜜桃**

做法

❶ 酪梨削皮去核，切块；水蜜桃去皮、核，切块。

❷ 把酪梨和水蜜桃块一起放入榨汁机，加适量凉开水榨成汁。

功效

排除宿便，清体减肥。

♥ 日常生活之食疗提醒

高能低糖水果：酪梨

酪梨富含维生素A、膳食纤维，以及钾、钙、铁、硒等矿物质和微量元素，并且含有丰富的不饱和脂肪酸，不饱和脂肪酸大约占脂肪总含量的80%，是一种典型的高能低糖水果，具有降胆固醇、降血脂、保护心血管和肝脏系统的作用，尤其适合糖尿病患者食用。

🍴 降糖食谱大集合

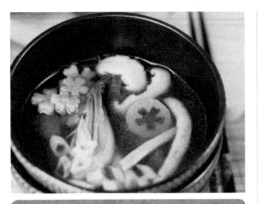

冬菇海参清汤

材料

A			B		
水发海参	250g		高汤	600ml
水发冬菇	50g		料酒	5ml
食盐	5g		胡椒粉	5g

海参　　　　冬菇　　　　食盐

做法

❶ 海参、冬菇洗净后切片，分别焯水后装入大汤碗中；锅中放油烧热，倒入高汤、料酒，调入食盐烧沸后冲入大汤碗；将海参片、冬菇片和汤汁一起倒入锅中烧沸。

❷ 烧沸的汤再次倒入汤碗中，调入胡椒粉即可。

功效

增强记忆，防止动脉硬化。

芹菜炒笋

材料

A			B		
芹菜	100g		红椒粒	10g
冬笋	200g		食盐	5g
鸡精	3g			

芹菜　　　冬笋　　　红椒　　　食盐

做法

❶ 芹菜、冬笋分别洗净切段并焯水。

❷ 油锅烧热以后，放入芹菜和冬笋炒熟，调入食盐、鸡精炒匀，撒上红椒粒即可。

功效

平肝降压，润肠通便，助消化。

♥ 日常生活之食疗提醒

海参烹饪窍门

　　海参富含蛋白质、脂肪、碳水化合物、维生素B_2、烟酸等营养成分，有补肾益精、养血润燥、止血、抗疲劳的作用。

● 发好的海参要反复冲洗，以去除其中残留的化学成分。

● 发好的海参不宜久存，保存时间不要超过3天，且最好用凉水浸泡，每天换两三次水。

🍴 降糖食谱大集合

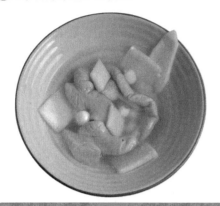

芡实莲子薏米羹

材料

A			B		
莲子	50g		桂圆肉	15g
芡实	50g		蜂蜜	5g
薏米	100g			

 莲子   芡实   薏米

做法

❶ 莲子、芡实、薏米提前洗净并浸泡30分钟以上。

❷ 所有材料放进粥锅，加适量水，烧沸后改小火煮至熟烂。调入适量蜂蜜即可。

功效

促进新陈代谢，提高免疫力。

黄花菜汤

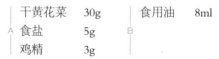

材料

A			B		
干黄花菜	30g		食用油	8ml
食盐	5g			
鸡精	3g			

 干黄花菜   食盐

做法

❶ 干黄花菜用温水泡发后洗净。

❷ 炒锅倒油烧热，倒入黄花菜略炒，加适量水，烧沸后小火煮5分钟，调入食盐、鸡精即可。

功效

清热消肿，利尿养血平肝。

❤ 日常生活之食疗提醒

黄花菜烹饪窍门

黄花菜富含花粉、胡萝卜素、氨基酸等成分，有止血消炎、清热利湿、消食开胃、明目安神的作用。

● 新鲜黄花菜含有秋水仙碱，直接食用容易引起腹泻，必须先用沸水焯水后，再用凉水浸泡2小时以上，然后在烹饪时火力要大，彻底加热。每次不宜食太多。

✚ 降糖食材大解析

山药

促进葡萄糖代谢

性味: 性平, 味甘　　　　**别名:** 薯蓣

山药富含多种氨基酸、B族维生素、维生素C、维生素E及多种微量元素和多种矿物质，有健脾益胃、润肺固肾、补中益气、养心安神的功效，能够预防人体脂质代谢异常和动脉硬化，是糖尿病患者的理想食物。

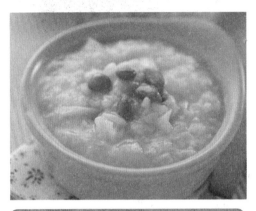

山药枸杞莲子粥

材料

A	大米	100克	B	枸杞	10克
	山药	50克		莲子	20克

山药　　**大米**　　**枸杞**

做法

❶ 将大米淘洗干净，山药去皮洗净，切成块。

❷ 将大米、山药、莲子放入锅内，添水烧开，火煮至熟透，加入枸杞煮片刻即可。

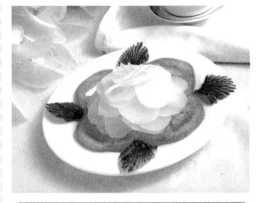

爽口山药

材料

A	山药	300g	B	食盐	5g
	西红柿	1个		食用油	6ml
	鸡精	5g		淀粉	3g

山药　　**西红柿**

做法

❶ 山药削皮，洗净切片并焯水；西红柿洗净切片摆盘待用。

❷ 炒锅倒油烧热，放入山药炒熟，调入食盐、鸡精炒匀，水淀粉勾芡后装盘即可。

♥ 烹调小贴士

● 山药切片后，如果不及时烹饪，要立即浸泡在食盐水中，以防其氧化变黑。

● 新鲜山药切开时会有黏液，容易滑刀伤手，可以先用清水加少量醋洗，能减少黏液。

● 生山药有一定毒性，不宜食用。

适当增加热量和优质蛋白的摄入量

消瘦型糖尿病患者怎么吃

认为消瘦的糖尿病患者就不需要控制饮食，这是十分错误的观念。患者无论什么体型，不控制饮食都会导致体内血糖失控。不过，相对于肥胖型患者，消瘦型的患者可以适当多摄入些热量。

✚ 消瘦型糖尿病的表现形式及危害

消瘦型糖尿病患者常见于1型糖尿病，除了有"三多一少"症状之外，身体还会出现毫无原因的消瘦且消瘦速度快，明显感觉身体疲乏无力。2型糖尿病患者的主要危害是肥胖，适当消瘦有助于控制病情。但是1型糖尿病患者如果明显消瘦，反而不利于血糖控制，甚至可能加重病情，过早引起死亡。

☻ 疾病小知识

胰岛功能减退引起消瘦

患者胰岛 β 细胞功能减退或衰退，胰岛素合成和分泌减少，大量葡萄糖不被机体利用，为了获得能量，机体只有分解脂肪和蛋白质，这导致脂肪和蛋白质代谢紊乱，患者的肌肉、脂肪日渐消耗，再加上多尿，于是导致体重逐渐下降，造成消瘦。

☻ 来自医师的忠告

适当增重有助长寿

糖尿病患者并不宜太瘦，尤其是1型糖尿病患者。据研究，1型糖尿病患者随着年龄增长，逐渐变胖并不容易死亡，而偏瘦的糖尿病患者的死亡风险较高。研究人员还发现，患有1型糖尿病的人普遍偏瘦，如果能够让体重适当增加，则能更好地控制病情。

♥ 这样搭配效果好

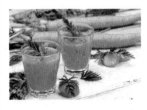

补充足量维生素很重要。

● 适量增加热量摄入，在日常饮食中添加优质蛋白质，如瘦肉、鸡、禽蛋、奶制品、豆制品等，同时要避免摄入过多脂肪以免增添不必要的负担。
● 补充足量的维生素和铁元素，可以促进身体对铁质的吸收和利用。
● 少食多餐，保证每日的膳食量能够充分被人体吸收。

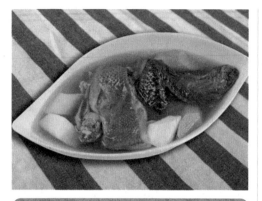

山药炖乌鸡

材料

乌鸡	500克	盐	3克
A 山药	100克	B 姜片	5克
枸杞	5克		

山药   **乌鸡**

做法

❶ 乌鸡清洗干净，斩成小块，用沸水氽烫。山药削去外皮，洗净，切成滚刀块。

❷ 锅内加入水，放入乌鸡块、姜片，大火煮滚后转小火炖煮40分钟，加入山药和枸杞继续炖10分钟，出锅前加盐调味即可。

功效

> 滋养肝肾，养血益精，健脾固冲。

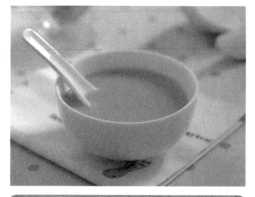

养生黑豆奶

材料

黑豆	100g
A 牛奶	500ml

黑豆   **牛奶**

做法

❶ 黑豆提前8小时洗净并浸泡。

❷ 把泡好的黑豆放进全自动豆浆机中，倒入适量牛奶，搅打成豆奶。

❸ 滤除豆渣即可。

功效

> 健脾和胃、养肝益肾、强筋壮骨、润肠通便、明目乌发。

❤ 日常生活之食疗提醒

如何辨识黑豆奶

　　黑豆奶富含卵磷脂、皂苷等成分，有助于防止动脉硬化，促进新陈代谢，控制食欲，消脂减肥，并有排毒防癌的作用。不过，许多人对黑豆奶存在认识误区，以为一定要在黑豆豆浆中添加奶粉或者牛奶。其实真正的黑豆奶是以优质黑豆为原料，主料就是黑豆，并不含任何奶粉或者牛奶成分。

降糖食谱大集合

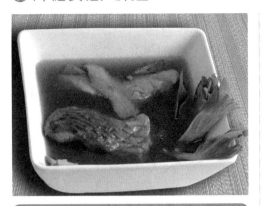

黄芪甘草鱼汤

材料

鲫鱼	1条	鸡精、食盐	各5g
A 黄芪	50g	B 黄酒	20ml
甘草	50g	姜片	20g

鲫鱼　　**甘草**　　**黄芪**

做法

① 鲫鱼清理干净；黄芪、甘草洗净。

② 鲫鱼放入油锅煎至两面呈黄色，放入姜片煸香，烹入黄酒，倒入清汤，放入黄芪、甘草，烧沸后小火煲60分钟，调入食盐、鸡精即可。

功效

利水消肿，补气养血，健脾开胃。

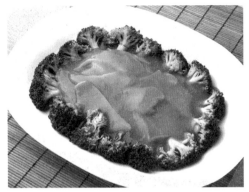

茄汁山药

材料

山药	300g	番茄	1个
A 西兰花	1个	B	

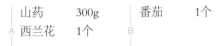

山药　　**西兰花**　　**番茄**

做法

① 山药削皮，洗净切片装盘并蒸熟；西兰花洗净切块，焯水摆盘待用。

② 番茄洗净剥皮，碾成泥放入锅中煮融。

③ 煮好的番茄汁浇淋在蒸熟的山药上即可。

功效

清热排毒，补气安神。

日常生活之食疗提醒

胡萝卜宜忌

胡萝卜富含蛋白质、维生素A、维生素B_2、维生素C_{12}、多种氨基酸，以及多种无机盐等成分，有益肝明目、降糖降脂的作用，人称"小人参"。

● 过量食用胡萝卜，会造成体内胡萝卜素偏高，容易引起不孕不育。

● 胡萝卜素是一种脂溶性物质，用油炒食能促进人体对胡萝卜素的吸收。

🍜 降糖食谱大集合

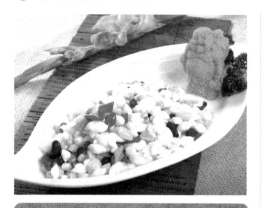

锦绣鱼米香

材料

A			B		
鲜百合	1个		食盐	6g	
玉米粒	200g		胡椒粉、味精	各3g	
青、红椒	50g				

百合

玉米粒

青、红椒

做法

❶ 鲜百合洗净剥开待用；玉米粒焯熟待用；青、红椒洗净切丁。

❷ 油锅烧热后加入青、红椒丁爆炒，再依次加入鲜百合、玉米粒、食盐、胡椒粉、味精，炒至均匀熟透即可。

功效

降血脂和胆固醇，防治心血管疾病，预防视力减退。

附子蒸羊肉

材料

A			B		
鲜羊肉	200g		料酒	5ml	
附子	30g		食盐、胡椒粉	各6g	
姜片	5g		高汤	50ml	

鲜羊肉

附子

姜片

做法

❶ 羊肉洗净并煮熟；附子洗净。

❷ 煮熟的羊肉放入大碗，放入附子、料酒、姜片、高汤、食盐，隔水蒸3小时，调入胡椒粉即可。

功效

温肾壮阳，祛寒止痛。

❤ 日常生活之食疗提醒

附子宜忌

附子有回阳救脱、温肾助阳、散寒止痛的功效。不过，附子有一定毒性，这种毒性主要是由于其所含的一种名叫乌头碱的物质引起的。

● 每次最大用量不宜超过30克。

● 附子煎煮时间越长，毒性越低，煎煮3小时以上则无明显毒性，只要不过量使用就是安全有效的。

✚降糖食材大解析

鳝鱼

调节人体生理机能

性味：性温，味甘　　　　别名：黄鳝、罗鳝

鳝鱼富含蛋白质、多种氨基酸、维生素、卵磷脂等营养物质，有补益气血、强肾固肝、祛风除湿、益智健脑的功效。其所含的DHA和卵磷脂是构成人体各器官组织细胞膜的重要成分。

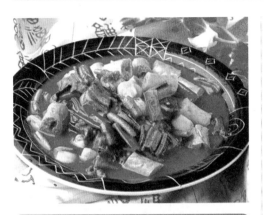

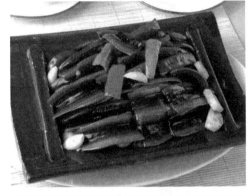

蒜香鳝段

材料

鳝鱼	300g	豆瓣酱	10g
A 蒜片	50g	B 酱油、老抽	各5ml
青、红椒	50g	料酒	5ml

　　鳝鱼　　蒜　　青、红椒

做法

❶ 鳝鱼洗净切段并焯水至变色；青、红椒用剪刀剪成段。

❷ 豆瓣酱放入油锅煸出红油，再放入鳝段炒匀，烹入料酒、酱油、老抽，放入蒜片炒香。倒入适量清水，中小火焖至汤开，大火收汁即可。

青椒鳝鱼丝

材料

鳝鱼	300g	食盐、味精	5g
A 鸡蛋	1个	B 淀粉	3g
青椒	3个	酱油、料酒	各5ml

　鳝鱼　　　鸡蛋　　　青椒

做法

❶ 鳝鱼洗净切丝，拌入鸡蛋清、淀粉、食盐、料酒略腌；青椒洗净切丝。

❷ 酱油、料酒、淀粉、味精放入小碗，做成调味汁。

❸ 油锅烧热后倒入鳝鱼丝和青椒丝炒熟，淋入调味汁即可。

♥ 烹调小贴士

● 宰杀鳝鱼时，可先在盆内放入适量食盐和醋，再放入鳝鱼；倒入开水后立即盖上盖，等到鳝鱼全部张开嘴，就可以取出剖腹洗净。

限制饮食热量，少吃多动

肥胖型糖尿病患者怎么吃

对于体型较胖、甚至处于超重水平的糖尿病患者来说，治疗的第一步即是减重，只要体重恢复接近正常水平，很多疾病症状就会随之减轻甚至消失。健康的减重方式需要饮食与运动双管齐下。

✚ 肥胖型糖尿病的表现形式及危害

患者多食，总有吃不饱的感觉，甚至每天要吃五顿饭；患者多饮多尿；因为排尿多，排出的尿糖多，血糖也越高；患者明显肥胖，有的虽然外形看起来不胖，甚至消瘦，但内脏脂肪多，属于隐性肥胖。如果不及时控制体重、消减内脏脂肪，控制血糖，就很容易并发高血脂和各种心血管疾病，导致病情加重。

☺ 疾病小知识

隐性肥胖也致病

人体脂肪包括皮下脂肪和内脏脂肪。皮下脂肪看得见摸得着，内脏脂肪则看不见，但和胰岛素敏感性有很大关联，其实隐性肥胖的人更容易患糖尿病。判断是否肥胖的标准之一即是女性腰围应小于85cm，男性腰围应小于90cm。

☺ 来自医师的忠告

减肥是首要任务

控制病情，患者首先要减肥。限制饮食，少吃多动，使体内摄入的热量低于运动消耗的热量；每餐吃七分饱即可；每天坚持适量运动，加速体内热量的消耗，提高胰岛素的敏感性。食欲亢进引起肥胖的病人，可在医生的指导下适量服用减肥药。

♥ 这样搭配效果好

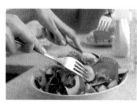

通过摄取各类蔬果来增添饱腹感，且能够平衡营养摄入。

● 每餐主食应以高纤维的杂粮为主，如糙米、荞麦、小麦、燕麦等。

● 每天进食的蔬菜品种和副食要多样化，饮食不宜单调。

● 每日上下午加餐可适量进食水果，但不宜过量，并且最好食用低糖水果，如草莓、枇杷、梨、菠萝等。

🍴 降糖食谱大集合

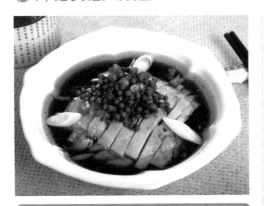

葱椒鸡

材料

A	三黄鸡	300g	B	米酒、蚝油	各5ml
	大葱	100g		食盐、鸡精	各5g
	花椒粒	15g		酱油	5ml

三黄鸡　　　葱　　　花椒粒

做法

❶ 三黄鸡洗净并焯水；大葱洗净切段。

❷ 米酒、葱段、食盐放入汤锅烧沸，再放入三黄鸡烧沸后小火煮10分钟，然后让鸡浸泡在原汤中自然冷却后切块装盘。

❸ 葱段、花椒放入油锅煸香，调入蚝油、食盐、鸡精、酱油、少量鸡汤煮沸，制成葱椒汁，淋在鸡肉上即可。

功效

> 温中益气，补虚填精，健脾胃，活血脉。

杞果薏米捞

材料

A	大杞果	1个	B	凉开水	10ml
	薏米	100g			

大杞果　　　薏米

做法

❶ 薏米需要提前洗净浸泡，再放入汤锅煮熟沥水。

❷ 杞果去皮和核后，一半果肉切丁，一半果肉一起放进榨汁机榨汁。

❸ 煮熟的薏米和杞果汁盛入碗中，放入杞果丁，冰冻后即可进食。

功效

> 清热解暑、健脾益胃，利水除湿。

❤ 日常生活之食疗提醒

葱椒鸡烹饪窍门

　　葱椒鸡鲜味浓郁，香嫩可口。不过，要使做出来的葱椒鸡好吃，不仅需要讲究葱椒鸡的调料，而且需要讲究鸡的烹饪方法。在制作葱椒鸡的整个过程中，最重要的烹饪手法是浸鸡。在烧沸的葱水中加少量食盐，放入整鸡，转小火浸熟整只鸡。用加食盐的葱水浸鸡，不但能防止鸡的鲜味流失于水中，还能增添鸡的香气。

🍴 降糖食谱大集合

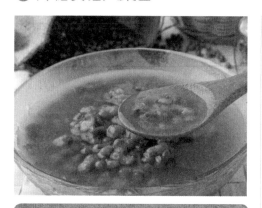

大黄绿豆汤

材料

A
生大黄	20g
山楂	50g
车前子	20g

B
| 黄芪 | 20g |
| 绿豆 | 200g |

   黄芪
大黄 **山楂** **车前子** **黄芪**

做法

❶ 山楂、车前子、生大黄、黄芪加水煮开后小火熬20分钟，去渣备用。

❷ 绿豆洗净后放入电锅中，倒入药汁煮烂即可。

功效

> 排除体内多余水分，调理便秘。

凉拌时令蔬菜

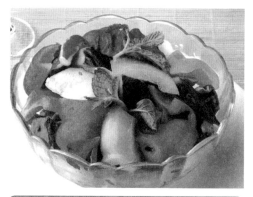

材料

A
彩椒	500g
紫甘蓝	300g
黄瓜	300g

B
姜末、花椒	各10g
味精、食盐	各5g
食用油	2ml

彩椒 **紫甘蓝** **黄瓜**

做法

❶ 彩椒、紫甘蓝和黄瓜分别洗净，切成适中大小，然后依次摆入盘中。

❷ 花椒、姜末放入油锅爆香后，浇淋在盘中，调入食盐、味精即可。

功效

> 清肠排毒，降压防癌。

♥ 日常生活之食疗提醒

> **凉拌时令蔬菜制作窍门**
>
> 　　在制作凉拌时令蔬菜时，使用的食用材料可以根据季节的变化和个人的喜好进行搭配选择，例如，大白菜、生菜、黄瓜、西红柿、空心菜、紫甘蓝、苋菜、荠菜、豆芽等，都可以随意搭配，而且口味也是自由变化的。需要注意的是，不管用哪些蔬菜搭配制作，食材都一定要新鲜。

🍴 降糖食谱大集合

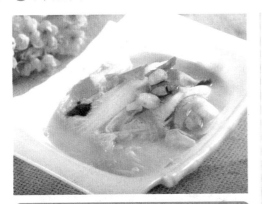

上汤娃娃菜

材料

A			B		
娃娃菜	300g		高汤	200ml	
胡萝卜	200g		食盐、味精	各5g	
平菇	200g		淀粉	6g	

娃娃菜　　**胡萝卜**　　**食盐**

做法

❶ 娃娃菜洗净切条；胡萝卜洗净切片；平菇洗净撕成条状。

❷ 油锅烧热后倒入高汤烧开，放入娃娃菜、胡萝卜和平菇煮软，再调入食盐、味精，水淀粉勾芡即可。

功效

> 清热去火，健脾开胃，降糖防癌。

白果炒百合

材料

A			B		
白果	200g		食用油	6ml	
鲜百合	200g		食盐、鸡精	各5g	
青、红椒	50g		淀粉	3g	

白果　　**百合**　　**青、红椒**

做法

❶ 百合瓣成小片洗净；青、红椒洗净切丝；白果洗净，并分别焯水。

❷ 炒锅倒油烧热，依次放入白果、青红椒、百合炒熟，调入食盐、鸡精，倒入高汤略煮，大火收汁，水淀粉勾芡即可。

功效

> 清热润肺，止咳平喘。

❤ 日常生活之食疗提醒

专家连线

　　白果富含粗蛋白、粗脂肪、维生素C、核黄素、胡萝卜素及多种氨基酸，有益肺气、治咳喘、止带虫、缩小便、平皱纹、护血管等功效，能改善大脑功能，延缓人体衰老。

● 白果一般人均可食用，尤其适合尿频、体虚、白带多的女性食用。

● 白果有一定毒性，生食或炒食过量都可能导致中毒。

芝麻

有助于缓解神经系统症状

芝麻富含膳食纤维、B族维生素、维生素E、烟酸等，有补血明目、祛风润肠、护肝养发、强身健体、抗衰老的功效。芝麻中的亚油酸有降胆固醇的作用；且其中含有的维生素E是一种抗氧化剂，能清除自由基，预防各种皮肤炎症。

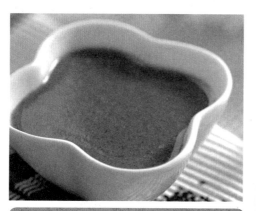

黑芝麻糊

材料

黑芝麻	200g
A 大米	200g

黑芝麻

大米

做法

❶ 黑芝麻洗净并放入干净无油的炒锅翻炒至熟，再放入搅拌机打成粉末。

❷ 大米倒入干净无油的炒锅翻炒至颜色焦黄后打成粉末。

❸ 所有食材按1：1的比例倒入碗中，开水冲调即可。

♡ 烹调小贴士

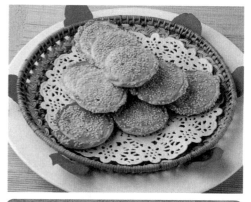

芝麻烧饼

材料

面粉	500g	芝麻	5g
A 芝麻酱	50g	B 苏打、酵母	各20g
		酱油	5ml

面粉

芝麻

酱油

做法

❶ 面粉、酵母、苏打加温水拌匀揉成面团，待其发酵。另取少量面粉拌入酱油、清水制成面浆。面团发酵完后揉拉成长片，均匀抹上芝麻酱，卷成长条，切成大小均匀的剂子分别捏好。

❷ 面剂子的光面沾匀面浆，粘上芝麻，放入烤盘，放入预热好的烤箱中，上火220℃，下火230℃。烘烤10分钟即可。

● 芝麻外有一层较硬的膜，要把它碾碎营养才能被人体吸收。

● 炒芝麻一定要用小火迅速翻炒，避免炒煳。

Part 4

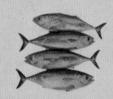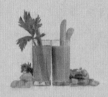

揭开营养素的降糖秘密

　　蛋白质、糖类和脂肪是构成生命的三大基础物质。膳食纤维、维生素、铁、锌、钙、铬等则是维持生命活动的必需营养素。那么，对于蛋白质、糖类、脂肪、膳食纤维、维生素、铁、锌、钙、铬等，您了解多少呢？它们在生命活动中扮演着什么样的角色？如果缺乏它们的参与人体将会变成什么样子？在日常饮食中，应该如何搭配进食，才能确保人体获得足量的营养元素？现在，我们就一起来看看吧。

蛋白质

构成生命的物质基础

构建生命/合成抗体/供给能量

蛋白质是构成肌肉、脏器等器官最重要的成分，也是构成酶、激素、免疫抗体的原材料。如果人体内蛋白质不足，会造成免疫力低下，严重影响生长发育；如果体内蛋白质过量，则会给肾脏造成负担。

✚ 没有蛋白质就没有生命

人体中的每个细胞及重要器官组织都需要蛋白质参与活动。在人体总重量中，蛋白质的重量大约占16%~20%。蛋白质是生命的物质基础，没有蛋白质就没有生命。人体内的蛋白质有许多种类，种类不同，蛋白质的性质和功能也各有不同。但总的来说，无论哪种蛋白质都是由20余种氨基酸按照不同比例组合而成的，并在人体内持续性地进行代谢和更新。

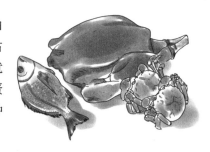

肉类、鱼类、大豆、鸡蛋等食材是蛋白质的主要供给源。

✚ 肠道是蛋白质消化站

蛋白质的代谢以氨基酸为核心。通过食物摄入体内的蛋白质，首先在胃液消化酶的作用下初步水解，然后在小肠中完成了整个消化吸收过程。不过，在肠道中被消化吸收的蛋白质并不是完全来自食物，也有一部分是来自脱落的肠黏膜细胞和人体消化液。每天进入人体消化系统的蛋白质，大部分都会被人体消化和吸收，没有被人体吸收的则随着粪便被排出体外。

✚ 缺乏蛋白质易患并发症

人体如果缺乏蛋白质，机体的代谢率就会下降，免疫力也会降低。对于糖尿病患者而言，抵抗各种疾病的能力就会减弱，因此容易出现病情恶化，或出现多种并发症的情况，严重者可能还会使内脏器官受到损害。对于处于青少年阶段的糖尿病患者来讲，一旦缺乏蛋白质，正常的生长发育的速度将明显变慢，同时会出现贫血、水肿等症状。长期缺乏蛋白质，甚至会影响性格，容易变得焦躁、易怒，这些都不利于糖尿病的康复。

蛋白质来源大解析

　　人体需要的蛋白质食物包括动物性食物和植物性食物。肉类、鱼类、蛋类、乳类是动物性蛋白质的基本来源。动物性蛋白质属于优质蛋白，容易被人体消化吸收，但脂肪含量比较高。谷类、豆类、蔬菜、菌藻、坚果则是植物性蛋白质的主要来源。

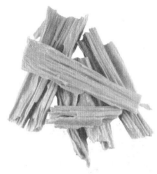

◀ 腐竹也称腐皮或豆腐皮，富含蛋白质、纤维素、维生素E等成分。

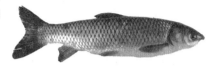

▲ 草鱼富含蛋白质、不饱和脂肪酸、硒等成分，能促进血液循环。

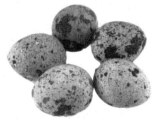

▶ 鹌鹑蛋富含蛋白质、脂肪、多种维生素，养肝清肺、健脑益智。

▼ 黄鳝能够有效调节血糖。

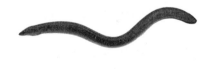

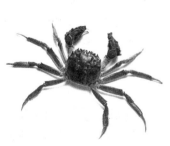

◀ 螃蟹富含蛋白质和微量元素，有很好的滋补作用。

▼ 食物蛋白质含量表（g/100g）

名　称	含　量	名　称	含　量	名　称	含　量	名　称	含　量
狗　肉	16.8	驴　肉	21.5	兔　肉	19.7	鸡胸肉	19.4
鳕　鱼	20.4	银　鱼	17.2	牛肉干	45.6	基围虾	18.2
螃　蟹	13.8	鹌鹑蛋	12.8	草　鱼	16.6	黄　鳝	18.0
鲫　鱼	17.1	鲢　鱼	17.8	巧克力	4.3	味　精	40.1
猪　心	16.6	腐　竹	44.6	绿豆糕	12.8	西兰花	4.1

膳食纤维

有效改善胰岛素的水平

润肠通便/降血糖和血脂/预防肠癌

　　膳食纤维以前被人们认为是"食物中的渣滓"而不受关注。最近，随着其被分解、发酵转化为能量源和短链脂肪酸等多种生理机能被发现，膳食纤维的保健减肥功效受到越来越多的关注。

✚ 降糖防癌都靠它

　　实际上，膳食纤维并不能被人体消化吸收。它包括纤维素、半纤维素、果胶、木质素等，是人体健康不可或缺的一种营养物质，不仅能够促进消化，还能对消化道进行清洁，稀释并快速清除食物中的致癌物及其他有毒物质，降低血液中的胆固醇和甘油三酯含量，既维持着人体消化道的健康，又有助于预防心血管疾病、癌症、糖尿病及其他多种疾病。

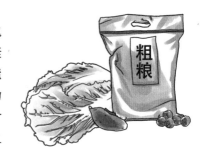

据研究，人们的日均膳食纤维素的摄入量为每人每日30~40g。

✚ 人体的清道夫

　　膳食纤维不会被人体消化吸收，而是直接进入人体肠道，然后就像吸水海绵一样大量吸收肠道中的水分，同时快速增加粪便含水量，令粪便变得柔软。膳食纤维还促进肠道蠕动，促使人体产生便意，帮助人体顺利排出大便。它还能够缩短粪便在肠道中的通过时间，增加粪便量和排便次数，有效抑制肠道内有害细菌生长，避免胆汁酸大量转变为致癌物。

✚ 增强胰岛功能，改善糖耐量

　　膳食纤维，尤其是可溶性膳食纤维，能有效减缓人体对葡萄糖的吸收，减慢人体对淀粉等消化性糖类的消化速度，避免餐后血糖急剧上升的情况。膳食纤维还有助于增强胰岛素敏感性，并直接影响胰岛细胞的功能，改善血液中的胰岛素调节功能，提高人体耐糖程度，有助于糖尿病患者的治疗。

膳食纤维来源大解析

膳食纤维主要存在于蔬菜水果、粗杂粮、豆类食物，以及菌藻类食物中。糙米、玉米、小米、大麦、红豆、燕麦等杂粮，豌豆、牛蒡、胡萝卜、四季豆、红薯、紫薯、白菜等蔬菜，均含有丰富的膳食纤维。

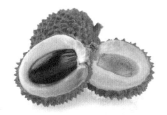

◀ 荔枝富含蛋白质、膳食纤维等，能补脑健身、开胃益脾。

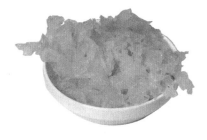

▲ 银耳又称白木耳，富含糖类、蛋白质等，被誉为"菌中之冠"。

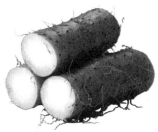

▶ 山药能健脾益胃、滋肾补精、降低血糖、延年益寿。

▼ 燕麦有润肠通便，降低胆固醇和血糖，预防糖尿病的作用。

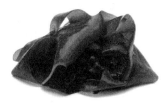

◀ 海带富含粗蛋白、粗纤维、钙、铁、碘等营养成分。

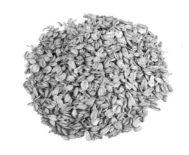

▼ 食物中的膳食纤维含量表（g/100g）

名　称	含　量	名　称	含　量	名　称	含　量	名　称	含　量
海　带	11.3	全麦粉	3.7	扁　豆	4.4	西兰花	3.7
粳　米	2.8	荞麦面	5.5	蚕　豆	3.6	玉米面	5.5
小　米	4.6	马铃薯	1.2	玉　米	14.4	鲜白芸豆	4.7
平　菇	1.6	冬　枣	3.8	荔　枝	5.3	草　菇	1.4
榛　蘑	28.8	油　菜	2.0	芹　菜	1.3	大白菜	1.0

糖类代谢

生命活动的调节者

参与人体代谢/供给生命能量

碳水化合物在小肠中被分解成葡萄糖，葡萄糖被人体的各个细胞吸收之后，又在酶的作用下发生变化。在此过程中产生了ATP（腺苷三磷酸），这是一种聚集了大量能量的物质。

➕ 糖是生命三大物质之一

糖是大自然中广泛存在的一种重要有机化合物。我们在日常生活中吃的蔗糖，一些蔬菜和水果中所含的淀粉成分，以及在人体血液中存在的葡萄糖等，这些都属于糖类物质。糖也是构成人体组织的一种重要物质，因为人体细胞膜的重要组成成分之一的糖蛋白，就是由糖与蛋白质结合形成的。另外，糖还参与了人体细胞的多种代谢活动，对于人的生命来说相当重要。

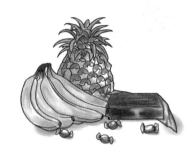

水果中含有少量的糖醇类物质。

➕ 糖类代谢原来是这样

在人体中，糖类主要是以葡萄糖或者糖原的形式存在着。人体通过摄入食物，或通过自身体内物质的转化合成的葡萄糖，只有在人体需要能量和组织供氧充足的时候，才能够氧化分解，并且释放出全部的能量，其最终的代谢产物是二氧化碳和水。如果人体组织中的供氧不足，那么葡萄糖氧化分解的过程就会受阻，所以此时就需要通过糖酵解释放出部分能量并生成乳酸。

➕ 吃糖危害多

如果人体过量摄入糖类物质，尤其是热量较高的蔗糖，就很容易导致身体肥胖，并容易诱发动脉硬化、高血压、糖尿病、龋齿等疾病。如果人体内摄入了太多的糖类物质，体内的脂肪消耗率会被迫降低，从而造成人体内部脂肪堆积。正在长身体的幼儿和青少年如果摄入了过多糖类则会影响到其体内的钙质代谢，从而妨碍人体对钙的吸收，并最终影响身高的发育。

糖类来源大解析

糖类的最佳来源是食物。没有被精制的完整谷物，像糙米，或者像红薯、紫薯、土豆、胡萝卜、白萝卜等根茎类植物，都能够为人体提供糖类物质。糖类物质一旦进入人体，就能被缓慢消化成葡萄糖并供给人体的每个细胞。

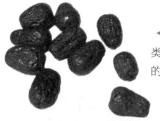

◄ 红枣富含蛋白质、糖类，有补中益气、养血安神的显著功效。

▲ 粉条是用红薯、马铃薯等植物加工制成的干燥淀粉食品。

► 红薯富含糖类、蛋白质、脂肪等，有补中益气的作用。

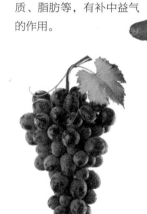

▲ 香蕉富含碳水化合物、蛋白质等，有清热润肠的作用。

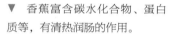

◄ 成熟的葡萄中含有非常丰富的对人体有益的矿物质和维生素。多食葡萄，具有补虚健胃的功效。

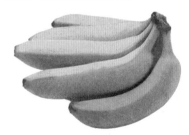

▼ 食物糖类含量（百分比）

名　称	含　量	名　称	含　量	名　称	含　量	名　称	含　量
粉　条	83.6	粳　米	77.7	挂　面	74.4	小　米	73.5
小麦粉	71.5	莜麦面	67.8	玉　米	66.7	方便面	60.9
小　豆	55.7	鲜　枣	28.6	红　薯	23.1	香　蕉	20.8
柿　子	17.1	马铃薯	16.5	苹　果	12.3	辣　椒	11.0
桃　子	10.9	橙　子	10.5	葡　萄	9.9	西　瓜	7.9

脂肪代谢

人体能量的源泉

储存能量/维持体温/保护内脏

脂肪是含热量最高的营养物质，不仅如此，脂肪为人体提供的热量，通常是糖类和蛋白质的两倍多。人体所需总能量的10%~40%都是由脂肪提供的。根据来源不同，脂肪分为动物性脂肪、植物性脂肪两大类。

➕ 脂肪是生命三大物质之一

脂肪主要是指由甘油和三分子脂肪酸合成的甘油三酯，它是自然界中存在最广泛的一种物质，也是猪油、牛奶、鸡油、花生油、大豆油、菜籽油、芝麻油等食品中的主要构成成分。脂肪能够帮助人体储存能量，是构成生命的重要物质基础，也是人体的三大组成部分（蛋白质、脂肪、糖类）之一。

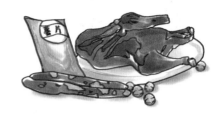

脂肪含量高的食物，糖尿病患者要慎食。

➕ 维持体温，保护内脏

人体内的皮下脂肪能够有效阻止人体体温大量向外流失，从而减少人体热量的散失，帮助维持人体温度的稳定。它还能够阻止外界的热能传导进入体内，这也能够帮助人体维持正常的体温。另外，皮下脂肪还具有保护内脏的作用，能够缓冲外界压力对内脏造成的伤害，减少内脏器官之间的摩擦。它还有助于人体对脂溶性维生素，如维生素E、维生素A、维生素D等的吸收。

➕ 循环往复，代谢不已

人体内部的脂肪代谢是非常活跃的。一方面，人体内的脂肪细胞会不断从血液中吸收食物分解产生的游离脂肪酸，然后在细胞中将它与葡萄糖合成的α-磷酸甘油结合，再生成磷酸三酰甘油；另一方面，在脂肪细胞内生成的磷酸三酰甘油又被体内脂肪酶催化分解成甘油和游离脂肪酸，而这些游离脂肪酸中又有一部分重新被释放进入人体血液，为肝脏和其他组织提供能量。

脂肪来源大解析

人体摄入的脂肪主要来自花生、芝麻、开心果、核桃、松仁等坚果，猪油、黄油、酥油、植物油、肥猪肉、鸡皮、鸭皮，以及一些油炸食品，像油条、油饼等。另外，面食、点心、蛋糕等也都属于高脂肪食品。

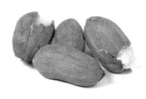

◀ 花生仁中脂肪含量较高，但同时也富含有助于肝脏保健的蛋氨酸，适量食用有益健康。

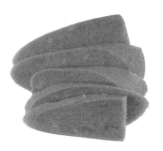

▲ 香肠富含蛋白质、脂肪等，能开胃助食、增进食欲。

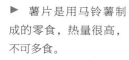

▶ 薯片是用马铃薯制成的零食，热量很高，不可多食。

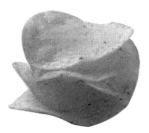

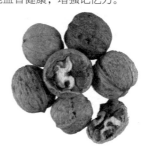

▼ 核桃中富含脂肪、蛋白质，能益智健康，增强记忆力。

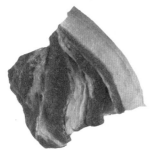

◀ 五花肉是猪腹肉，含较多的脂肪组织，肥瘦相间。

▼ **食物脂肪含量表（g/100g）**

名 称	含 量	名 称	含 量	名 称	含 量	名 称	含 量
辣椒油	100.0	麻 油	99.9	橄榄油	99.9	花生油	99.9
大豆油	99.9	肥猪肉	88.6	松 仁	70.6	五花肉	35.3
牛 油	92.0	腰 果	36.7	榛 子	50.3	花生酱	53.0
羊 油	88.0	杏 仁	51.0	鸭 皮	50.2	腊 肉	48.8
乌 鸡	2.3	香 肠	22.9	核 桃	58.8	芝麻酱	52.7

钙元素

骨代谢的重要使者

坚固牙齿/促进发育/防治骨质疏松

钙是构成强健的骨骼和牙齿的基础，具有促进肌肉和神经功能发挥的重要作用。钙也是人体最容易缺乏的营养素之一，人体对钙的吸收会被其他成分影响，如过量的食物纤维、草酸等。

➕ 钙是人体含量最多的矿物质

在人体中，钙是含量最多的矿物质，大约占人体总重量的1.5%~2%。其中99%的钙存在于人体骨骼和牙齿中。钙不仅是骨骼发育的基本原料，能影响身高，而且有助于调节并增强人体某些酶的活性，参与神经和肌肉活动，帮助神经递质释放，以及调节激素分泌。钙还有助于调节心律，降低心血管的通透性，维持人体基本酸碱平衡。

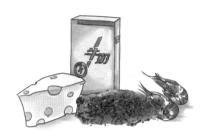

食用牛奶、酸乳酪是最有效的补钙方法。

➕ 糖尿病患者需要补钙

钙元素对维护机体健康有着重要作用，它不仅能够保证正常生长发育的顺利进行，还能有效促进体内某些酶的活动，调节酶的活性作用。另外，钙元素还有一项大众并不熟悉的功能，即调节人体激素的分泌，可以缓解由于体内钙、钾等不平衡造成的心律不齐、水肿等症状。

从20岁开始，人体的骨质密度就在逐渐缓慢减少，到了30岁以后，骨质密度减少的速度日益加快。此时如果不及时补钙，就会为日后的骨质疏松症等骨症埋下病根。此外，缺钙还会导致人体迅速衰老，并引起其他疾病。老年型糖尿病患者若常感到皮肤瘙痒、牙龈疼痛、牙齿松动等，即表明身体在发出"缺钙"信号。

➕ 你的补钙方法正确吗？

单纯补钙效果差，因为人体在补钙的同时还需要补充维生素D，体内维生素D的多少会直接影响到人体对钙的吸收程度。多晒太阳有助于增加体内维生素D合成。需要注意的是，草酸与钙结合，会生成不溶于水的草酸钙，影响人体对钙的吸收，所以凡是富含草酸的绿叶蔬菜，如菠菜，就不宜与含钙量高的食物同食。

钙元素来源大解析

最好的补钙食物是乳类食品和乳制品。乳类食品和乳制品含钙量大，人体的吸收率也高。另外，水产品中的虾皮、海带也含有丰富的钙。干果、豆制品、绿叶蔬菜也都能够为人体提供丰富的钙。

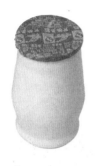

◀ 酸奶是牛奶经过发酵制作而成，富含钙、维生素等营养素。

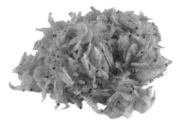

▲　虾皮是生鲜或煮熟毛虾的干制品，能补钙、补肾壮阳、理气开胃。

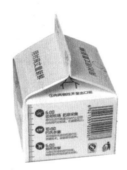

▶ 牛奶是一种传统的天然饮品，富含钙、蛋白质等重要物质。

▼ 奶酪属于发酵的牛奶制品，富含钙和有保健作用的乳酸菌。

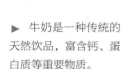

◀ 黑芝麻富含脂肪、蛋白质、维生素A、维生素E、钙等成分。

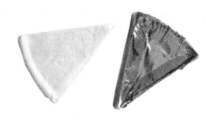

▼　食物钙含量表（mg/100g）

名　称	含　量	名　称	含　量	名　称	含　量	名　称	含　量
全脂奶粉	676	奶　酪	799	酸　奶	118	虾　米	555
牛　奶	104	海　参	285	海　带	348	虾　皮	991
熟鱼干	106	芝麻酱	1170	红　茶	378	金针菜	301
西瓜子	28	芹　菜	80	紫　菜	264	鸡蛋黄	112
南瓜子	37	花生仁	284	北豆腐	138	大　豆	191

维生素C

增强胰岛素作用，调节糖代谢

合成胶原蛋白/清除自由基

维生素C是我们生活中最常见的、存在于蔬菜水果等食物中的水溶性维生素，在人体进行的氧化还原代谢反应中起调节作用。缺乏维生素C有可能引起维生素C缺乏病、白内障等疾病。

➕ 胶原蛋白合成需要它

人体是由细胞组成的，而细胞之间的联系依靠细胞间质，细胞间质的主要成分是胶原蛋白。在人体蛋白质中，胶原蛋白大约占1/3，胶原蛋白还可生成结缔组织，构成人体骨架，维持皮肤弹性，保护大脑，促进伤口愈合。但是，胶原蛋白的合成离不开维生素C。如果人体缺乏维生素C，胶原蛋白就不能够正常合成，就会给人体健康带来诸多问题。

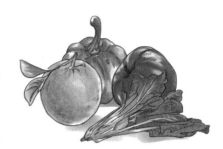

每人每日维生素C的最佳用量应为200~300mg，最低不应少于60mg。

➕ 血管强度全靠它

人体血管壁的强度与维生素C成正比关系。如果人体内缺乏维生素C，那么微细血管就很容易破裂，血液可能会流溢到相邻的其他组织之中。如果这种情况出现在体表部位，那么人体皮肤上就会产生瘀血、紫癜等症状；如果这种情况是出现在体内的，那么可能会引起疼痛和关节胀痛等症状。情况严重者，还有可能会出现胃肠道、鼻腔、肾脏或骨膜出血，引起生命危险。

➕ 维生素C的机体还原能力

对于糖尿病患者来说，适量补充维生素C，对于防止胆固醇在动脉血管内壁沉积有显著效果，能够有效预防动脉硬化并发症，与此同时，维生素C 还能帮助糖尿病患者抵御自由基对身体的伤害。

对于日常生活中饮食结构不合理而引发糖尿病的患者，补充维生素C还有加强体质、平衡营养吸收的作用。例如，有些缺铁性贫血的糖尿病患者对铁元素的吸收能力较弱，通过食用蔬菜、水果补充了维生素C后，体内的较难吸收利用的三价铁被维生素C还原成二价铁，从而促进了肠道对铁的吸收，提高了肝脏对铁的利用率。

维生素C来源大解析

柑橘类水果和番茄均富含维生素C。青椒、菠菜、芦笋、黄瓜、丝瓜、菜花等深色叶菜，以及樱桃、草莓、猕猴桃、西瓜、柠檬、青枣、刺梨、沙棘等新鲜水果中，维生素C的含量也十分丰富。

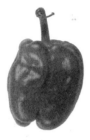

◀ 青椒富含维生素C，能解热镇痛、增食欲、促消化。

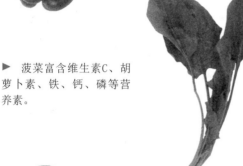

▶ 菠菜富含维生素C、胡萝卜素、铁、钙、磷等营养素。

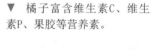

▲ 西瓜富含糖类、维生素C等营养素，有消烦止渴的功效，但糖尿病患者应慎食。

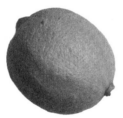

◀ 柠檬富含维生素C及多种有机酸，有健脾生津的作用。

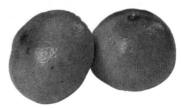

▼ 橘子富含维生素C、维生素P、果胶等营养素。

▼ 食物维生素C含量表（mg/100g）

名 称	含 量	名 称	含 量	名 称	含 量	名 称	含 量
酸 枣	900	草 莓	47	柚 子	23	黄 瓜	9
沙 棘	204	灯笼椒	72	荠 菜	43	猪 肝	20
红辣椒	144	橙 子	33	卷心菜	40	橘 子	28
猕猴桃	62	菜 花	61	菠 菜	32	鸭 肝	18
芥 菜	72	茼 蒿	18	柠 檬	22	梨 子	6

锌元素

改善胰岛素活性，有效调节血糖

增强食欲/促进发育/提高免疫力

对于糖尿病患者来说，体内的锌元素主要起着增强免疫力、维持维生素A的正常代谢、促进身体发育等作用。锌元素对眼睛有益，即能够帮助人体改善胰岛素活性，有效调节血糖。

✚ 生命成长全靠它

锌元素能增强食欲，促进婴幼儿和青少年的生长发育。如果婴幼儿和青少年的体内缺锌，就会导致其味觉下降，出现厌食、偏食，甚至异食等现象，严重者还会引起侏儒症和智力发育迟滞。锌元素还能促进机体正常分化具有免疫功能的T淋巴细胞，增强细胞免疫功能，提高人体免疫力和抗病力，并能促进人体对维生素A的吸收，有利于视力发育。

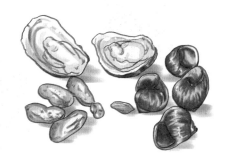

锌元素主要存在于海鲜食品中。

✚ 男人女人都要它

锌对人体性器官的发育和性功能具有重要作用。正常男性的前列腺、精液、精细胞中都含有大量锌，这不仅有助于精子生成，还能维持精原上皮的健康。血液中也含有低浓度锌，能令男性精力旺盛，有助于阴茎勃起。缺锌可能导致男性生殖器官发育不全、睾丸发育速度减缓、睾丸容易萎缩而影响性机能，甚至造成不育。

✚ 人体缺锌有原因

婴幼儿和青少年生长发育快，对锌的需求量较多，且质量要求高，但是偏食、厌食、不合理进食、饮食搭配不合理等坏习惯，则会导致锌摄入量严重不足；另外，锌主要存在于动物性食物中，素食或喜食素的人，日常饮食以植物性食物为主，蔬菜中的草酸、植酸、纤维素会干扰人体对锌的吸收，容易造成缺锌。

锌元素来源大解析

动物性食物含锌量较多，人体吸收率也较高；植物性食物含锌量较少，人体吸收率也较低。另外，锌主要存在于谷类粮食的胚部和谷皮中，所以精加工的谷物含锌量低。

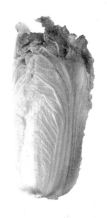

◀ 白菜是十字花科蔬菜，有解热除烦、利尿通便的作用。

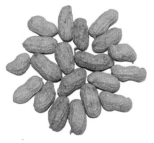

▶ 花生富含多种维生素、钙、锌、铁等物质，能促进脑细胞发育。

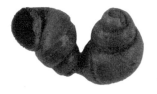

▲ 田螺是一种软体动物，有清热利水、除湿解毒的作用。

▼ 牡蛎富含多种氨基酸、多种维生素、锌、铜、钙等成分。

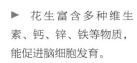

◀ 糙米是一种全谷粒大米，富含维生素、矿物质、微量元素。

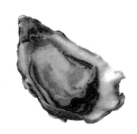

▼ 食物锌含量表（mg/100g）

名　称	含　量	名　称	含　量	名　称	含　量	名　称	含　量
蛏　干	13.63	松　茸	6.22	酱牛肉	7.12	羊　肉	3.22
羊肚菌	12.11	辣　椒	8.21	牛　肚	2.31	榛　子	5.83
扇　贝	11.69	兔　肉	1.30	榛　蘑	6.79	白　菜	0.38
鱿　鱼	11.24	香　醋	7.79	虾　米	3.82	黄　豆	3.34
墨　鱼	10.02	牛肉干	7.26	河　蚌	6.23	腰　果	4.30

铬元素

改善葡萄糖耐量，
降低血糖

降血糖/降血脂/预防近视

铬是人体发育必不可少的微量元素。需要区别的是，三价的铬是对人体有益的，而六价铬则是有毒物质，天然食物中的铬都是以三价形式存在的，但含量较低。铬在人体中主要是分布在骨骼、皮肤、大脑中。

✚ 铬是生命不能缺少它

铬是人体必需的微量元素之一。它是人体内葡萄糖耐量因子的重要组成部分，能提高胰岛素的活性，促进人体对葡萄糖的利用，并促使葡萄糖转化为脂肪；它能抑制胆固醇合成，降低甘油三酯含量，有效降血脂，预防糖尿病和动脉粥样硬化的作用；铬还能影响氨基酸在人体内的活动，促进蛋白质代谢和人体生长发育，防止青少年发育迟滞。

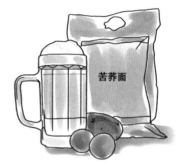

苦荞面

铬元素是人体中调节血糖的重要微量元素。

✚ 近视原来是缺铬

不良的用眼习惯通常会引起近视，体内缺铬也会引起近视。这是因为在人体中，铬元素能够和球蛋白结合，是球蛋白正常代谢的必需物质。在糖和脂肪代谢中，铬元素还能协助胰岛素发挥重要生理作用。所以婴幼儿和青少年的生长发育需要大量铬元素。一旦体内缺乏铬元素，那么眼睛的晶体渗透压就会产生变化，晶状体就会变凸，使得屈光度增加，时间久了，眼睛自然就近视了。

✚ 铬是糖尿病患者的好朋友

糖被人体利用时需要消耗铬。如果机体中的糖分被大量利用，就可能引起体内缺铬，如果人体缺铬，又会进一步影响机体对糖的利用。所以，当人体缺铬时，如果不能及时补充铬，糖耐受量就会下降，体重会减轻；补充了铬后，这些症状又能得到缓解。铬还有抗糖尿的作用。足量的铬能增强人体胰岛素效应，预防糖尿病；人体如果缺铬，糖尿病的发病率就高。

Part 5

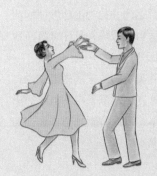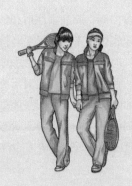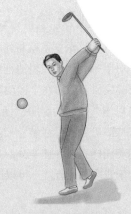

让血糖不再飙升的
活力法则

在治疗糖尿病的过程中，运动疗法是非常重要的组成部分。尤其是针对老年糖尿病患者和肥胖体质的人而言，适当的运动有利于提高机体对胰岛素的敏感性，使糖代谢得到调整及改善，有助于维持患者体内的血糖恒定。运动对于患者来说，不仅可以起到控制血糖的作用，还能够增强其身体素质，以对抗多种并发症的侵扰。

運動改善緩慢的糖代謝

減輕體重關鍵靠運動

对于糖尿病患者来说，体重监测是治疗过程的第一步。但理想的标准体重必须与合理适度的运动相结合，才能获得最显著的降糖效果。

⊕ 坚持运动，找回身体元气

从18世纪中叶开始，医学家就将饮食控制、胰岛素注射和体育运动并称为治疗糖尿病的"三大法宝"。对于一些病症较轻的糖尿病患者来说，只要坚持适当的锻炼并且注意日常饮食，就能够重获健康。"生命在于运动"，是经过了时间检验的真理。

体育锻炼可以使人体内的脂肪燃烧，使体重下降，这对于肥胖类型的糖尿病患者来说，是只需要长期坚持即可看得见显著疗效的降糖方法。对那些体重处在正常范围内的糖尿病患者来说，坚持运动同样有益，使身体时刻保持在一个良好的状态下，对疾病康复有很大推动作用。同时，过于消瘦的患者甚至可以通过运动而达到增重的目的。

⊕ 运动情况因人而异

相较于身体健康的人群，糖尿病患者们更需要注重运动时的安全问题，要遵循"规律、适当、安全、长期"的原则，选择符合自身条件、适宜病情强度的运动，量力而行。

例如，1型糖尿病的患者，由于几乎完全丧失了胰岛功能，严重缺乏胰岛素，无法氧化分解酮体，运动后反而会增加酮症酸中毒的危险。并发严重视网膜病变时，运动强度和运动量过大易引起眼底出血，加重病变。

再如，已经出现明显的眼底出血、视网膜剥离及青光眼的糖尿病患者，在病情得到控制前不应参加体育运动。

⊕ 你需要减重吗？　　注:BMI=体重(kg)÷身高(m)²

BMI指数，即身体质量指数，是目前国际上常用的衡量人体胖瘦程度及是否健康的一个标准。在中国地区，最理想的BMI指数是22，不过在18.5～23.9为标准体重范围。

BMI类型	偏瘦	正常	超重	偏胖	肥胖	重度肥胖
亚洲标准	<18.5	18.5～23.9	≥24	24～26.9	27～29.9	≥30
中国参考标准	<18.5	18.5～22.9	≥23	23～24.9	25～29.9	≥30
相关疾病发病危险性	较低，但属于非健康体质	平均水平	——	有所增加	中度增加	明显增加

✚ 合理掌握运动时间

忌在清晨和深夜进行锻炼

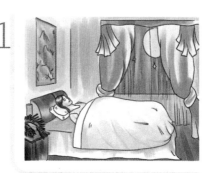

　　人在刚睡醒时，体内的血糖正处于最低值，且身体的各部分机能还未完全活动，此时运动极易导致低血糖。而在深夜时身体又处于稳定的休息状态，此时运动会打乱人体的生物钟，对健康无益。

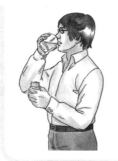

注意避开用药时间段

　　运动和注射胰岛素的确是治疗糖尿病的有效手段，注射过胰岛素之后，身体会立刻感受到药物效果，但由于此时没有进食，身体处于空腹的状态下，因此不适宜马上运动，否则会引发低血糖。

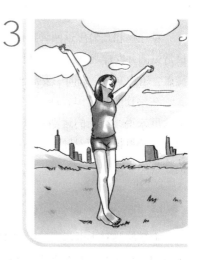

在正确的时间段内锻炼，事半功倍

　　对于糖尿病患者来说，就餐后2小时是运动降糖的最佳时间段，但在实际生活中，这项原则很少有人能坚持做到。其实在运动方面，不必苛求运动量和具体时长，尝试从最基础的项目做起，坚持5~10分钟即可。

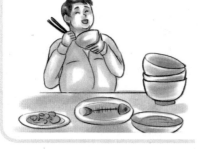

饭后半小时内不宜运动

　　运动有益于糖尿病患者的原因之一，就是会加快体内的糖代谢速度。但在饭后的半小时内，体内的葡萄糖对食物消化起着非常重要的作用，此时运动，不利于身体对食物营养的分解与吸收。

运动对控制血糖有益处

作为糖尿病的治疗原则之一，运动能够有效地控制、降低血糖。甚至在运动结束之后，这种降糖作用还能持续少则几小时，多则十几小时。

⊕ 运动是最基本的治疗手段

任何人，只要处于运动的状态下，体内脂肪对葡萄糖的吸收速度就会加快，那么对于体内葡萄糖含量很高的人来讲，在胰岛素已经无法发挥其应有作用的情况下，正确、适量的运动是促进身体分解葡萄糖的最有效手段，能够达到降糖的目的。

随着生活条件的好转，糖尿病患者群体中有越来越多的胖子出现，对于这些肥胖者，运动能够帮助他们锻炼肌肉、减掉身体的累赘、加快新陈代谢的速度，在治疗疾病的同时，增强身体抵抗力。有些症状相对较轻的人，甚至不需要药物治疗，只依靠日常生活的饮食调节及运动疗法，就能使体内的血糖值始终在正常范围内浮动。

⊕ 时刻关注血压变化

糖尿病和高血压这两种疾病有十分紧密的联系。对于糖尿病患者来说，高血压并发症是最常见的并发症之一，因为糖尿病患者体内血糖值高，血黏度也就高，这会导致血管壁受损或血管阻力变大，进而引发高血压。

在治疗的过程中，患者应该谨慎用药，避免服用会影响胰岛素作用的降压药。从另一个角度来说，适当的运动和减重才是防治高血压和糖尿病的最基本措施。体育锻炼一方面能够改善机体组织对胰岛素的敏感性，另一方面还可以对轻度或重度的高血压病有明显的治疗效果。

⊕ 从血糖检测数据中观察运动效果

血糖检测对于正在尝试运动疗法的糖尿病患者来说，具有能够指导调整饮食习惯和生活规律的重要意义。患者通过血糖检测，可以随时发现自身的大小问题，以便得到及时医治。对于医生来说，患者提供的检测结果能够反映出患者治疗期间的饮食控制情况、运动辅助情况和药物治疗情况，有助于医生对接下来的治疗阶段做出适当的调整。

在进行体育锻炼时，体内血糖会暂时性升高，在接下来的时间内又会有所下降，此时应当详细记录并及时咨询医生，了解血糖值的正常范围，必要时可以把应急的甜食、手机及血糖仪随身携带。

✚ "动"出健康好身体

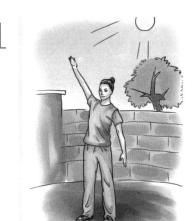

血糖明显下降

运动时，体内的葡萄糖被大量消耗，对降低体内血糖值有非常显著的作用。运动还能增加肝、肌肉和脂肪细胞对胰岛素的敏感性，改善胰岛素功能，减轻胰岛细胞的负担。

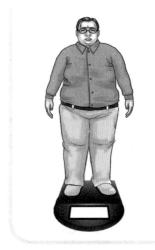

减轻肥胖者体重

在众多的减肥方法里，运动是最能保证效果的一种。运动能够帮助人体阻止脂肪堆积，维持正常体重。对于体重过重的2型糖尿病患者，运动是其必不可少的治疗方式。

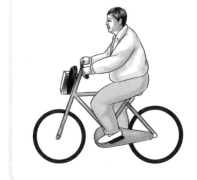

通畅血液，降低血压

对于患有糖尿病并发症的患者来说，运动对身体有着双重的治疗保健作用。运动能够增强自主神经系统调整血管收缩的能力，使体内血液变得通畅，有利于血压的下降和稳定。

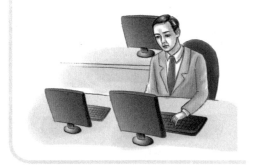

释放压力的渠道

随着糖尿病患病人群的年轻化趋势，白领患者生活作息不规律、精神压力过大等问题日益显露出来。运动能够帮助患者稳定紧张的情绪，使沉闷的心情舒畅起来，因工作而产生的压力也能够从运动中得到释放。

五大方法令运动持之以恒

运动疗法要坚持下去才能看到效果。有些人时间一长，很容易厌烦日复一日的锻炼。如何能使运动保鲜呢？试试下面的秘诀吧！

⊕ 运动保鲜秘诀之一：朝着目标努力

运动之初，可以通过给自己设定目标来坚定持之以恒的决心。目标可大可小，但一定要切合实际。比如，可以给自己设定一个月内通过运动减掉1千克体重的目标，或者在一年内希望通过运动达到具体怎样的治疗效果。

⊕ 运动保鲜秘诀之二：用计划表约束自己

目标设定了之后，让我们根据目标来制订具体的执行计划吧！可以根据自身的情况，以每一天或者每一周为时间单位来规划运动时间和项目。记得将计划表贴在醒目的地方，既时刻提醒着自己，也可以让家人帮忙监督执行。

⊕ 运动保鲜秘诀之三：从最感兴趣的项目开始

糖尿病患者的年龄跨度很大，不同的年龄段，爱好的运动项目必定不同。将他人的建议当作参考，看重自己的兴趣，选择自己最为擅长的一项，这样可以在运动中获得成就感，更容易坚持下去。

⊕ 运动保鲜秘诀之四：你不是孤军作战

朋友可以带来精神上的支持和动力，与朋友一起锻炼身体，赶走运动的枯燥，不仅获得了更多的快乐，还能促进与朋友间的感情，互相扶持着克服疾病困难。

⊕ 运动保鲜秘诀之五：不必拘泥于某个项目

再有趣的运动项目，长期坚持下去也必定会感到枯燥无聊，这时不妨换一种运动项目，或者干脆在运动时几个项目穿插进行，这样可以保证运动对自身的吸引力，另外，购物、家务劳动等，也都可以成为锻炼的方式。

实践运动"一三五七"法则

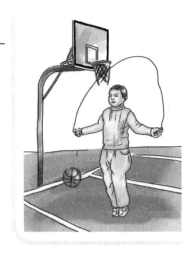

至少一种运动方式

糖尿病患者在运动时，每天至少要选择一种以上的运动项目，这样做不仅能够利用不同项目锻炼身体各个部位，还可以避免单一项目造成的枯燥、乏味，增强了运动的趣味性。

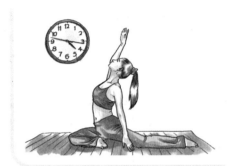

每次至少运动30分钟

运动时间并不是越长越好，过长的、不适合自身体质的运动时间会给身体增添负担。不过，运动时间过短也无法达到锻炼身体的目的。一般来说，每日每次锻炼30~60分钟即可。

每周至少锻炼5次

想要获得最佳的治疗效果，坚持每天都运动是最好的办法。特别是肥胖型的糖尿病患者，每周一定要锻炼5次以上。养成良好的运动习惯对控制血糖十分有益处。

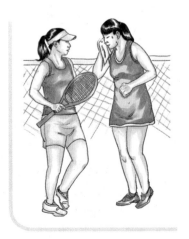

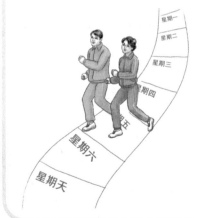

每次运动量是承受力的70%

疾病的治疗与康复是一个需要长期坚持的过程，重点是以适当的方式，在自己可以承受的范围内持之以恒。并不是每一种运动都有利，也并不是运动强度越大越好，强迫身体反而会给健康带来危害。

运动降糖心情愉悦很重要

糖尿病较难完全治愈，所以运动疗法是需要患者用一生的时间坚持执行的。在进行治疗的过程里，愉悦舒畅的心情是患者调整自我状态的最关键一环。

⊕ 重新审视自己的快乐方式

在治疗初期，为了控制病情，不少患者还能够坚持遵循"一三五七"原则进行体育锻炼。但随着新鲜度的下降，患者在运动中感受到快乐在减少，甚至会觉得运动是种负担，对运动疗法的兴趣逐渐减少，到最后甚至放弃了运动。对于这样的患者，专家建议不要盲目听从他人的经验之谈，应该根据自己的兴趣和条件，切合实际地选择能够使心情愉悦的运动项目和方式。

可以将居住在同一个社区或者其他距离较近的糖尿病患者组织起来，结伴运动，这样的团队活动既有助于长期坚持下去，又能为运动带来更多乐趣。另外，不要将运动视为单纯的锻炼身体，把自己的爱好和兴趣融合进运动中，也能够丰富运动过程的娱乐性。

⊕ 动静结合、张弛有度

糖尿病患者还应该注意，不必盲从其他人的运动强度和时长。因为对于患者本身来讲，在进行运动疗法时，重要的并不是能够完成多少，而是到底坚持了多长时间的运动。这样既不会给身体带来额外的负担，又能够对控制血糖产生积极的作用。

运动量的选择要由小到大，动作难度的选择要由简至难。一旦觉得很累，或者在运动过程中感到身体出现了不良反应，必须立刻停止下来。下面三种情况可以当作身体发出的黄色信号：突然间心跳加快；脉搏跳动加剧；胸口感受到"锥子"般的疼痛。

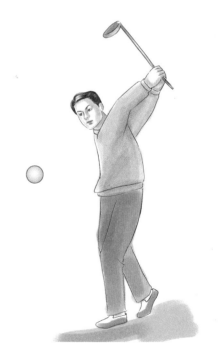

找到快乐运动的窍门，从兴趣出发。

✚ 快乐运动三要素

准备最舒适的服装

　　服装方面，透气性能良好的面料是首选，其次也要注意一下面料的吸湿排汗性，只有同时兼备了这两点的服装才是合格的运动服装。鞋子的选择也十分重要，一双合脚的鞋子能够减轻双脚的负担，帮助缓解身体疲劳。

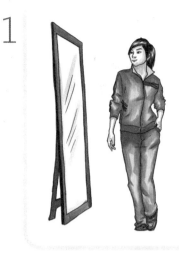

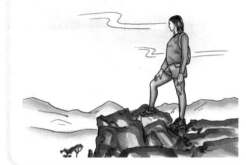

选择令人放松的运动方式

　　户外运动是排解精神压力、调节抑郁心情的不二选择。平日里，可以选择离家较近的公园，或者住宅小区周边的绿地来进行锻炼，这些运动路线的优势在于交通方便，不必刻意安排时间，随意性较强。有车一族也可选在休息日到郊外登山、徒步，走出嘈杂的城区，更加贴近大自然。

补充水分很重要

　　很多人享受运动时大汗淋漓的感觉。出汗，正是身体内的水分流失的表现。对于糖尿病患者来说，水分如果过量流失，很容易引起因为脱水而导致的昏迷。所以在运动前后，患者都需要及时为身体补充水分。

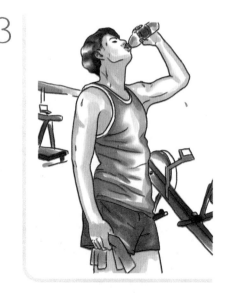

降糖的黄金时刻：餐后2小时

所有事物都有其两面性，运动也不例外。正确的、适时的运动能够帮助糖尿病患者降低血糖、稳定病情，但是不恰当的运动时间，反而会对健康造成危害。

✚ 正确的时段令运动事半功倍

糖尿病患者在实施运动疗法时，不仅要注意运动强度和持续时长，还应该学会选在正确的时间段内运动，以取得更加显著的疗效。目前大多数医学专家持有的观点是：糖尿病患者应该在早餐或者晚餐后2小时进行运动。

无论是否患病，餐前运动都是非常不提倡的做法，会引起体内的异常血糖波动，对身体造成危害。如果因为运动而推迟了服药或者进餐的时间，导致体内的血糖含量过低或过高，就会对身体产生更加不良的影响，而餐后立即活动则会损伤消化系统。所以餐后2小时才是运动的最佳时段。

✚ 饮食调整不可忽视

如果就餐时能够多食、常食具有平稳降糖功效的蔬菜，再配合就餐2小时后的体育活动，降糖效果一定十分显著。此类蔬菜品种丰富，如苦瓜、银耳、魔芋、南瓜和洋葱。洋葱是常见蔬菜，其中含有类似降糖药物甲苯磺丁脲的成分，糖尿病患者常食洋葱，对身体有降糖治病的效果。南瓜口感软糯，味道甜美，富含粗质纤维，除了这些优点，食用南瓜还能促进体内胰岛素的分泌，这对防治糖尿病也有积极作用。

✚ "血糖—时间"图表

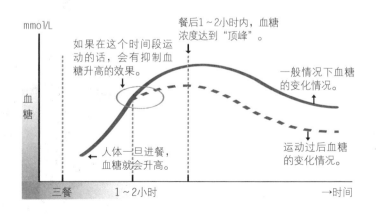

✚ 正确的顺序让运动疗法更见效

就餐时间

　　米饭、面包里的碳水化合物等被人体吸收，然后在胃液的作用下被消化，进而分解出葡萄糖，葡萄糖又经过小肠的吸收，再经过门静脉进入肝脏，之后被输送到身体的各组织部分。

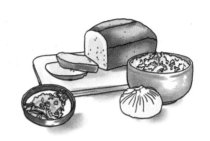

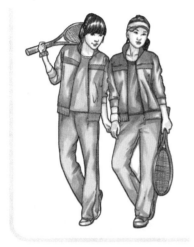

放松情绪

　　不要把运动看成为了治病而不得不去做的事情，建议在运动前缓缓地做几次深呼吸，将精神状态调整到最好。

热身体操

　　运动前一定要进行准备活动，具体就是活动关节和四肢，越是年龄大的患者越应该注意这一点。准备活动有助于加强身体各部位的灵活性，保护身体不易受伤。

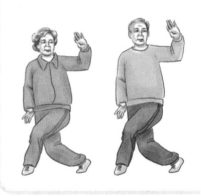

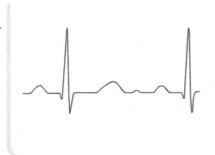

开始锻炼

　　运动锻炼开始之后，应该时刻注意自己身体的变化情况，使心率维持在一个正常的范围内，过快或者过慢都是错误的，都无法达到理想的运动效果。

准备活动，开启"降糖路"

在进行各类体育运动之前，准备活动是必不可少的。原因就在于突然间的能量消耗非常容易造成肌肉或是关节损伤，造成严重的运动伤害。

⊕ 准备不足引发身体不适

准备活动之所以受到重视，是因为其能够有效地预防运动创伤，在运动前加快大脑的反应速度。这样，在发生意外时，大脑就能够迅速地给出指令，保护身体。准备活动还能够给身体发出开始工作的讯号，将身体各部分带入到工作的状态当中，增加了肌肉里毛细血管开放的数量，这对于提高肌肉力量和增加制带弹性与伸展性都有益处。适当地活动身体，还能够增加关节腔内的滑液，所以对于上了年纪的糖尿病患者来说，为了防止关节损伤，准备活动是必不可少的。

⊕ 激活沉睡的兴奋细胞

运动能够使体温迅速升高，这已经是常识性的认知了。之所以体温会升高，是由于运动提高了中枢神经系统的活跃性。体温升高后，最直接的作用就是促进了血红蛋白和肌红蛋白的活性，从而提升了肌肉的氧供应量。

体温升高还有一个作用，即可以提高各类酶的活性，从而提升物质的代谢水平。

另外，中枢神经的某个位置，会因为运动前的准备活动而产生一个兴奋点，在之后的运动过程中，这个兴奋点能够使神经系统持续保持最佳的兴奋状态。在这种兴奋状态下，内脏机能的惰性可以被克服，从而加快了机体的新陈代谢水平。

⊕ 整理活动放松紧张的四肢

运动前的准备活动，目的是将还未活跃的身体细胞刺激得兴奋起来，与之相反，运动后的整理活动，目的则是将工作状态下的身体细胞缓慢带回到最初的安静状态。

身体因为人的动作而产生的变化，并不会随着动作的停止而停止。也就是说，患者虽然终止了"运动"这个动作，但已经调动起来的身体器官还在继续运转，如果突然从运动状态跳转到安静状态，身体肌肉不仅会因此受到伤害，还有可能造成氧的缺失，出现血压降低甚至暂时性脑缺血的危险。

整理活动以节奏舒缓的动作为主，如慢跑、散步或者一些伸展性的动作，形式多种多样。进行动作的同时要随时调整呼吸节奏，以达到放松身心的目的。

✚ 暖身小动作，提升运动效果

肩部放松

双手在身后交叉相握，以手掌带动手臂向身体的后下方用力，同时将下巴尽量抬高，保持数秒。此动作可以拉伸肩关节周围的肌肉。

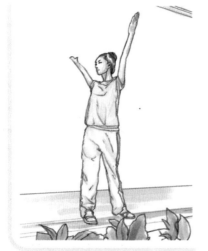

腰部放松

双脚打开与肩同宽，双手向两侧举过头顶，慢慢将身体转向右侧，视线随动作移动，动作最大幅度时保持数秒，左侧重复同样动作。此动作可以拉伸腰部肌肉。

腿部放松 I

双腿并拢坐于地面上，将双手合拢至胸前且手肘向前，背部挺直，以手肘带动上半身贴近腿部。此动作可以拉伸大腿内侧肌肉。

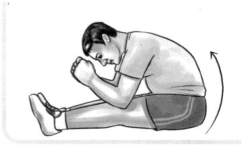

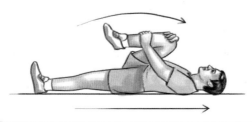

腿部放松 II

仰卧姿势，曲右腿，双手抱住右腿膝盖和小腿，将右侧膝盖尽量靠近胸部，头部不要抬起。右腿结束后交替左腿，动作同理。此动作可以活动膝关节，拉伸大腿肌肉。

每天一小步，健康一大步

散步是最简易的运动疗法

散步是所有体育运动中最常见的项目，安全、易操作，适合所有年龄段的糖尿病患者，有增强体质、平衡心态、防治疾病的疗效，且副作用几乎为零。

✚ 零基础的运动

在快节奏的现代社会，散步是最简单、最经济划算，也是最有效的运动方式，具有治病、健身的双重功效。散步不需要特殊的场地，也不需要整段的时间，是日常生活中最便捷的锻炼手段。

散步的种类有很多，比较常见的分类方式是分为快走和慢走两种。孙思邈在其书《千金方》中已推荐过的"摩腹散步法"，即在散步时，用两手手掌旋转按摩腹部，正反方向交替进行。速度控制在每分钟40~60步，每次5~10分钟。

✚ 每天一小步，降糖一大步

对于那些因为工作繁忙而没时间锻炼的2型糖尿病患者来说，散步可以算作是最容易坚持的运动疗法了。养生专家建议糖尿病患者在散步时，要提高对身体的注意力，可以采取"每日1万步"的快走锻炼法。1万步的运动量乍一听，会让人疑惑是不是有些难以坚持，但事实并非如此，实际操作起来的话，1万步并不是那么难以达到的目标。调查数据显示，普通人每天的步行平均量是3000~4000步，1万步只是将日常运动量提高了2~3倍。糖尿病患者只要有意识地采取步行来代替其他交通工具，很轻松即可完成1万步的运动量。

✚ 让散步有"技"可循

首先，在散步的过程中上半身要保持直立的姿势，同时还要保证双肩、腰部和腿部等部位伸直，这样做是为了拉直脊椎。眼睛要做到目视前方，眺望远处，可以帮助恢复视力，缓解眼部疲劳。

其次，时刻记得收紧小腹，伸直膝盖。散步时收紧小腹能够帮助身体保持正确的姿势，且膝盖伸直，增加迈步的力度，也是为了塑造良好的精神面貌，同时配合手臂前后有节奏地大幅摆动。

最后，脚部动作也非常重要。散步时脚尖要朝向前方，顺序是脚跟先着地，然后再将身体的重心移向脚尖，以此重复循环。进行散步疗法时，步幅可以稍大于平时，且要提高速度，控制节奏。

✚ 构建良好的步行空间

合脚的鞋子

一双好的鞋子能够减轻运动带来的疲惫感，如果穿着高跟鞋或者皮鞋散步，不仅起不到锻炼身体的作用，反而会对足部和腿部造成伤害。

1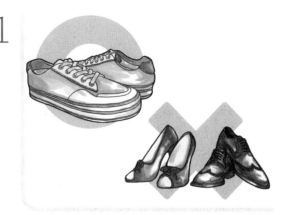

2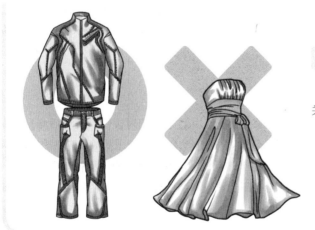

舒适的衣裤

选择透气性能良好的布料是关键。

良好的周边环境

嘈杂的商业区并不适合散步，应该选择空气质量较好并且安静的公园。

3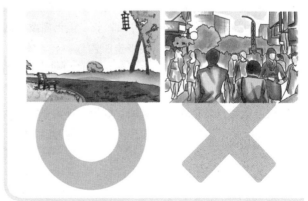

有氧运动 or 无氧运动

人体在氧气供应充分的前提下，在生理平衡的状态中进行的体育锻炼，即为有氧运动。当人体肌肉在"缺氧"状态下高速剧烈进行运动，即为无氧运动。

➕ 运动疗法，有氧运动是主角

任何富有韵律性的运动，都可以被称为是有氧运动。有氧运动有强度低、节奏快、持续时间长的优势，在进行有氧运动的同时，身体内脂肪被大量消耗，心肺功能等也得到了增强，且能够培养运动者愉悦的积极情绪，是最适合普通人群的健身方式。

糖尿病患者在选择运动项目时，应当以有氧运动为主。有研究数据表示，进行有氧运动时的吸氧量，是普通静止状态下吸氧量的三倍以上。有氧运动能够有效地增加心、脑的氧供应，使人精力充沛、心情愉悦，不仅有助于治疗糖尿病，对缺血性的心脏病也有显著的疗效。

➕ 起辅助作用的无氧运动

无氧运动的强度相较于有氧运动来说偏大，并且节奏相对较快，运动后测量心率可以达到每分钟150次左右，使人呼吸急促。这样的运动形式在糖尿病的治疗过程当中只需要占到5%的比例即可。其实更多的原因在于，无氧运动虽然对于能量消耗有促进作用，但并无法为身体提供足够的氧，因此也就起不到消耗脂肪的作用，所以心肺功能良好的年轻人适合无氧运动，而糖尿病患者则不适合。

➕ 给身体一个接受的过程

我们一般可以将运动分成轻度运动、中度运动和强度运动三大类。

轻度运动：是包括散步、做家务、打太极拳、骑自行车，逛街等节奏缓慢且强度很小的运动项目，每次的运动时间可以较长，但仍需要控制在40分钟以内较为合适。

中度运动：包括慢跑、快步走、钓鱼、老年体操、上下楼梯等节奏适中且强度在身体承受力范围内的运动项目，每次的运动时间要控制在10分钟左右，每周可以进行两次以上的中度运动。

强度运动：是指跳绳、爬山、长跑等节奏快速的运动项目。此种强度的运动并不适合老年糖尿病患者进行，年轻的患者在进行强度运动时，也要注意运动时长，每次不宜超过30分钟。

✚ 有氧PK无氧，每分钟消耗热量一览

热量计算公式：热量（kcal）= 总热量–消耗量x体重x消耗时间

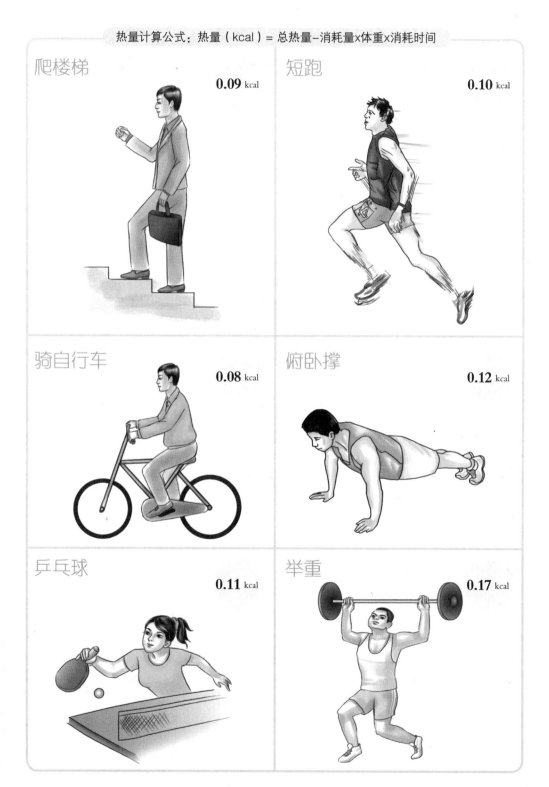

爬楼梯　　0.09 kcal

短跑　　0.10 kcal

骑自行车　　0.08 kcal

俯卧撑　　0.12 kcal

乒乓球　　0.11 kcal

举重　　0.17 kcal

合适的才是最好的

选择适合自己的有氧运动

运动项目的选择因人而异。要具体问题具体分析，听从主治医生的建议，充分考虑自身的健康情况，选择能够坚持下去的、强度适中的项目。

⊕ 向医生询问后再做决定

糖尿病患者应当如何进行运动？应当进行什么样的运动？这些问题不仅仅需要患者自己考虑，更需要听取专业医生的意见，医师对自己的具体状况进行评估之后，才能给出这些问题的答案。

专家建议，糖尿病的早期、中期和晚期应当根据康复状况制订不同的运动计划。如果是伴有并发症的人，也需要综合考量病情，不可以只关注糖尿病而忽略了其他。特别是2型糖尿病患者，运动疗法若是强度不够，就达不到预期的效果，但若是超过了身体负荷，反而会对康复进程造成阻碍。在制订计划前详细地向医生咨询，让医生帮助你制订出既不会受伤，又能够消耗脂肪、降低血糖的计划。

⊕ 强度决定运动时长

一般情况下，散步、太极拳、家务活等此类运动，进行30分钟之后，大约可以消耗80kcal的热量；提高强度的话，像跳交谊舞、上下楼梯、骑自行车和打台球等，这些运动进行20分钟，即可以消耗80kcal的热量；若继续提高运动强度，如慢跑、溜冰、做体操、打羽毛球等项目，只要进行15分钟即可消耗身体80kcal的热量。跳绳、游泳、举重、打篮球、踢足球等运动项目，因为属于高强度类型，所以只要运动10分钟就可以消耗与之前几项运动相同的热量了。

⊕ 脉搏数是了解身体的途径

如何才能判断有氧运动的强度是否合适呢？我们可以通过计算自己的脉搏数来获得答案。糖尿病患者在运动时，最好能够定时测量脉搏数，以确保良好的身体状态。

将一只手的食指、中指和无名指放在另一只手的动脉上，在运动刚刚结束后的10秒内测量脉搏跳动数，然后将这个数据乘以6，以估算出1分钟内的脉搏跳动情况，根据这个数据，就可以判断刚刚进行的运动强度是否适用于自己的身体。50岁以上的患者人群1分钟内脉搏跳动100次，50岁以下的患者人群1分钟内脉搏跳动120次即属于正常数值。

✚ 有氧运动每分钟消耗热量一览

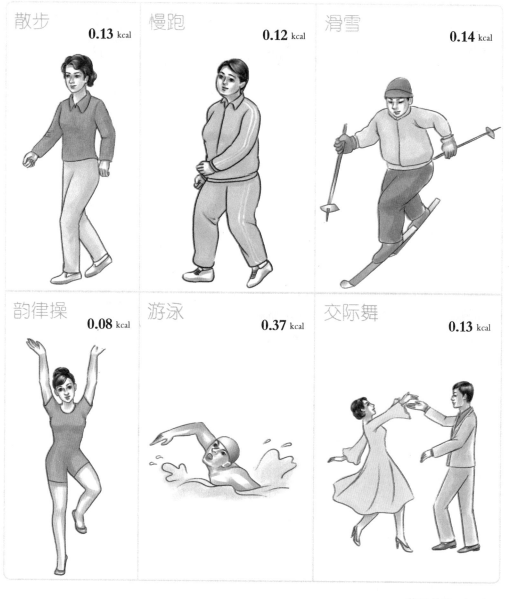

| 散步 | **0.13** kcal | 慢跑 | **0.12** kcal | 滑雪 | **0.14** kcal |
| 韵律操 | **0.08** kcal | 游泳 | **0.37** kcal | 交际舞 | **0.13** kcal |

热量单位：kcal

项目	热量	项目	热量	项目	热量	项目	热量
篮 球	0.14	柔 道	0.13	保龄球	0.06	羽毛球	0.13
登 山	0.12	门 球	0.05	足 球	0.14	快 走	0.08
排 球	0.12	滑 雪	0.17	跳 绳	0.16	跳 高	0.09
网 球	0.13	高尔夫	0.08	划 船	0.13	跳 远	0.10

运动降糖，抓住零散时间

快速的生活节奏使现代人抽不出整段的时间进行运动，于是运动不足似乎成了大家的通病，特别是工作忙碌的年轻人。所以要抓住零散时间进行运动。

⊕ 不为懒惰找借口

生活作息时间不规律、饮食结构不均衡的都市白领，已渐渐成为糖尿病的主要患病群体。与此同时，即使患者明明知道自己属于缺乏运动的体质，但无法寻找整块的锻炼时间的现实仍然使他们的运动疗法处于"纸上谈兵"的阶段。

为了自己的健康着想，即使面对高强度的工作压力，也一定要将运动坚持到底。如果实在抽不出整块的锻炼时间，那么就需要考虑在零散的时间里，尽可能地增加运动的次数。不要将运动疗法从日常生活中脱离出来，而是将其与日常的休息、娱乐融为一体。这样做的话，那么即使是繁忙的办公室生活，也能利用空闲时间来活动筋骨，以达到锻炼身体的目的。

⊕ 让身体动起来

如果糖尿病患者是从事体力劳动的人群，那么自然可以从平时的工作中得到锻炼的机会，以达到运动疗法的效果。但如果是那些以办公室为根据地的都市白领，整天都围绕着电脑转，没有整块的运动时间，就要费些心思，从日常的生活细节里挖掘锻炼的机会了。

通勤时间是上班族可以充分利用的"零碎"时间，刚开始接触运动的人，可以在上班时提前一个公交站下车，然后步行到公司，采取快走的方式能够非常有效地锻炼到人体的各处肌肉，增加肺活量。习惯了运动的人，可以直接用自行车代替私家车，或者选择全程步行上班，稍大的运动量能够帮助身体加快新陈代谢的速度。现代公司大多数都位于高层建筑，尽量减少搭乘电梯的次数，多多利用楼梯来上下班，也能够起到非常好的运动效果。

⊕ 白领椅子操，上班也能运动

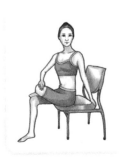

◀ 左腿架在右腿上，用右手抓住左腿膝盖处，身体向相反方向转动。右侧训练时重复相同的动作即可。

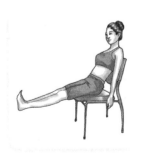

◀ 背部紧贴椅子，双腿抬起，脚尖向上绷直，用力伸展背部。

✚ 日常生活中也能体验到的趣味运动

家务不是任务

适当的家务劳动实际上是一项非常不错的运动，既保持了家庭环境的干净、整洁，又能锻炼到腰、腿、手臂等身体各部分，消耗一部分热量。例如，擦玻璃、洗衣服等，这些都是抑制体内血糖升高的办法。

1

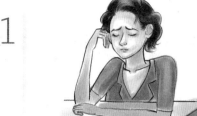

2

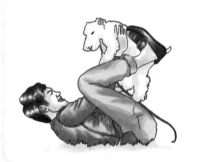

与宠物亲密接触

如果家中有宠物，不妨试试每天都带着宠物到外面散散步。只要保持了正确的散步姿势，那么就一定能够达到锻炼身体的目的。不过要注意控制好外出时间，不要着凉或中暑。

与孩子一起找回童趣

3

周末带着孩子到公园转转，一起打篮球、踢足球，这样的玩耍时间也是另外一种不错的选择，不仅能够促进与孩子间的感情，还能帮助自身恢复健康。

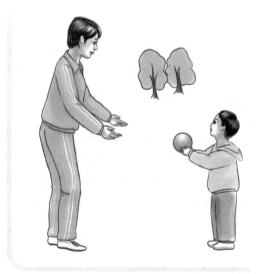

激发孩子的天真活力，避免运动不足造成肥胖

儿童糖尿病患者的运动计划

发生于儿童时期的糖尿病被称作儿童糖尿病。临床上这种类型的糖尿病以高血糖为其主要特征，同时伴有多尿、多饮、多食、消瘦等典型症状。

➕ 运动是儿童日常生活内容的重要组成部分

有专家学者称学龄阶段儿童每天都应当至少参加一小时的体育锻炼。这种说法无疑是在强调运动对于儿童，尤其是对于患有糖尿病的儿童意义十分重大。适当的运动能够使体内热量平衡、保持体重。目前物质生活的日益丰富使2型糖尿病患儿的数量逐渐增多，坚持运动对于此类型的患儿有明显康复效果。运动还能够提高肌肉对胰岛素的敏感性，从而高效利用葡萄糖，降低血糖含量。

➕ 给孩子最安全的健康护理

儿童的自我意识还很弱，通常大部分的患病儿童不会意识到糖尿病本身的严重性，在平时的治疗过程中缺乏自我控制能力，这容易导致十分严重的后果，给孩子长大后的生活带来精神与经济的双重压力。在治疗期间家长必须配合医生，细致耐心地帮助孩子正确认识到疾病的危害，树立起对抗疾病的自信心和恒心。

年龄较小的糖尿病患者在限制饮食方面尤其困难，家长应该根据孩子不同时期的需求来做适当的调整。可以建议孩子用相对宽松的计划饮食代替严格的限制饮食，这样孩子心理上较为容易接受。

➕ 养成令疾病远离的好习惯

情况一：除了每天的正常上课之外，周末和节假日也都为孩子安排了繁重的课外辅导。

分析：周末和节假日本应是休息放松的时间，孩子可以利用这些时间到户外尽情享受运动的乐趣。过多地占用孩子的休息时间，不仅会带来精神上的压力，也会使身体健康亮起红灯。

情况二：放任孩子长时间地看电视、上网，不要求孩子做家务。

分析：看电视、上网等娱乐活动也属于休闲的一部分，但切记不可过分沉迷，长时间不正确的坐姿对孩子的眼睛、脊椎等都有不良影响。让孩子帮忙做一些简单的家务劳动就可以避免这种现象，如晚餐过后帮忙收拾桌子等。

✚ 开发孩子的运动潜能

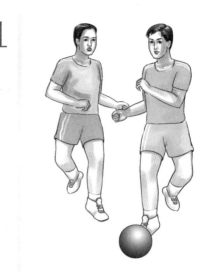

集体活动让孩子更快乐

多多鼓励孩子参加集体活动，这对孩子的发育成长有至关重要的作用。在集体活动中，可以增强孩子人际交往的能力，得到更多活动身体的机会。与同龄人一起运动，能够使孩子收获更多的欢乐。

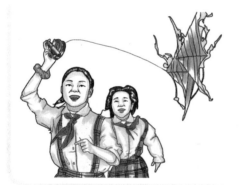

户外活动带来双重益处

爱玩是孩子们的天性，明媚的阳光、自由的空气、挥洒的汗水……缤纷有趣的户外活动能够帮助孩子们锻炼出健康的体魄，同时这种精神上的放松，对于培养孩子积极向上的情绪及心态也有非常重要的作用。

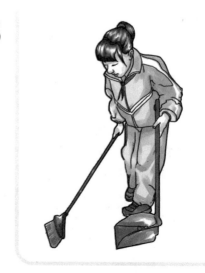

家务劳动也是运动资源

孩子回到家之后，很少能够主动帮助父母分担家务，大部分孩子就只是一味地看电视、玩电脑，时间久了对视力和身体脊椎都有很大的危害。家长应当教孩子做一些基本的家务劳动，使孩子在家也能适当地活动身体。

不逞强，不过分自信，慢中求稳是原则

老年人运动，治病又养生

人上了岁数之后，适当的运动有助于保持身体的灵活性。尤其对于那些患有糖尿病的老人们来说，运动疗法除了养生功效之外，还增加了治疗疾病的作用。

✚ 多种问题引发老年糖尿病

相较于其他年龄层的糖尿病患者，老年糖尿病患者本身具有临床症状不明显、不典型的特点，糖尿病的发病表现常会被误解成是其他慢性病所致，因而耽误了最佳治疗时机。加之老年糖尿病的并发症较多、死亡率较高，老年人对糖尿病必须充分重视。

遗传、环境因素和因生理性老化而引起的胰岛素抵抗和胰岛素作用不足是引发老年糖尿病的三大主要因素。如果父母或者身边的兄弟姐妹中存在糖尿病患者，那么年迈时患有糖尿病的概率就会增加。在日常生活中，如果老年人因为食用过多的碳水化合物或者严重缺乏运动而形成肥胖体质，久而久之，最终也会诱发2型糖尿病。

✚ 重新了解自己的身体状况

随着年龄的增长，人体各个器官的功能都在逐渐衰竭，因此老年人在进行日常的体育锻炼时要充分考虑到自身的健康情况。对于患有糖尿病的老年人来说，更要尤为小心。老年糖尿病患者在运动时，也应该时刻观察自己的身体状态。运动项目的选择、强度的大小及时间的长短，都要通过身体的不同反应不断调整。如果在运动中出现了以下几种症状，必须立刻停止运动。

- 视线模糊不清、头晕、大量出汗、心跳急剧加快、面色苍白、手抖。
- 胸闷胸痛、头晕眼花、心跳缓慢、呼吸减速。
- 腰背疼痛、骨头关节疼痛、腿抽筋。

✚ 好身体得益于"慢中求稳"

肥胖体质的中老年糖尿病患者在运动前，不仅仅要与医师充分探讨，制订出适合自己的运动计划，更重要的是坚持"慢中求稳"的康复原则，不可急于求成，要给予身体足够的时间来适应变化。澳大利亚有一项专门针对2型糖尿病的研究显示，患有2型糖尿病的肥胖体质患者，其肌肉力量明显不足，因此肌肉的活动速度也较慢，这会削弱患者在运动中的平衡能力与活动能力。这项研究表明，2型糖尿病患者适宜选择一些低强度的、较为缓和的运动项目，如老年健身操、太极拳等。

➕ 远离常见的运动误区

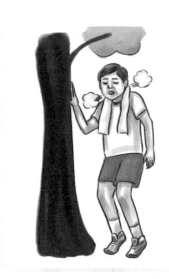

自我感觉准确吗

　　有些老年人虽然患病，仍然觉得自己的身体素质与年轻时相差无几，进行体育锻炼时会选择跑步等强度较大的项目。但此时的身体已经无法适应剧烈的运动了，盲目地逞强很容易造成外伤，甚至引发身体内的其他疾病。

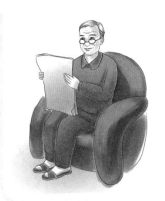

户外运动只适合年轻人吗

　　对于老年糖尿病患者来说，"足不出户"的生活状态最为不可取。虽然人在上了年纪之后，确实会变得不愿意踏出家门，但是，长期"困"在室内不仅会使老年人的身体素质下降，还容易使其产生消极的负面情绪。

爬楼梯也能获得爬山的运动效果吗

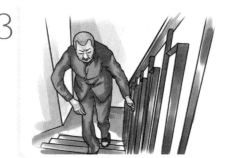

　　很多人认为，从运动效果角度来看，爬山和爬楼梯二者是相同的，其实他们大错特错了。受到楼梯的较大垂直角度的影响，老年人在爬楼梯时会感受到快速的上升或者下降，这对身体反而造成了过重的运动负荷。

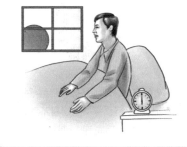

时间越早，空气越清新吗

　　清晨，公园里常有老年人锻炼身体，从科学的角度来讲这种做法有一定的危险性。一是因为植物通过一夜的呼吸作用排放出大量的二氧化碳，造成清晨的空气含氧量较低；二是因为清晨气温通常较低，老年人在此时锻炼容易突发中风或心梗。

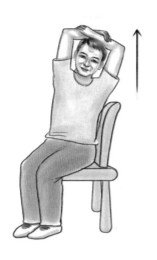

准备一把牢固的椅子，双腿并拢坐在椅子上，上半身保持直立状态，将胳膊交叉放在脑后，以双手尽量触碰到手肘为宜。保持此姿势的同时，背部向上伸展。

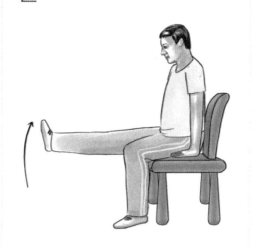

上半身挺直坐在椅子上，在身体两侧用胳膊支撑身体，左腿上抬，动作要轻缓，脚尖与膝盖平行时保持10秒再轻轻落下。两腿交替进行。

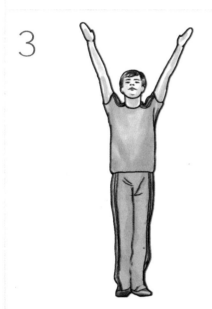

站立姿势，双脚并拢，胳膊平抬到身体两侧，保持10秒后举向身体的后上方，双手可交叉可平行。运动过程中要保持均匀呼吸。

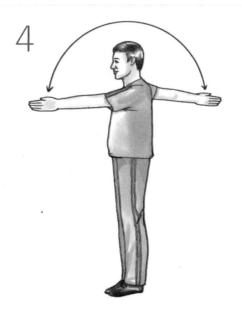

站立姿势，双脚并拢，胳膊平抬到身体前方，与胸部平行，保持上半身不动，胳膊由前向后转动，再由后向前转回来，可交替进行。

Part 6

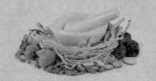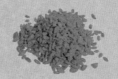

多种多样的中医降糖法

　　中华传统医学在预防与治疗糖尿病方面积累了丰富的经验，如拔罐疗法、艾灸疗法、刮痧疗法、按摩疗法及中药饮茶调养。这些中医方法对身体副作用较小且有显著的疗效，已被越来越多的人欢迎和认可。患者可以在全面了解自己的病情后，根据需求来选择不同的治疗方案，用中医的"绿色疗法"来为健康保驾护航。

自古流传的降糖秘籍

中医调养法

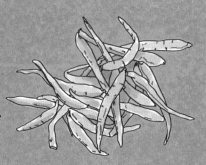

糖尿病是一种常见的内分泌代谢性疾病。传统中草药的优质疗效使得中医治疗成为糖尿病调理中不可缺少的一环。

➕ 中药的历史与发展

神农氏尝遍百草以身试药；李时珍历经数年，将历代中草药的知识结集成书。由于中药里草类植物占大多数，因此在古籍中常见用"本草"一词替代"中药"。比如，现知中国最早的中药著作即为《神农本草经》。最著名的当属明代医学家李时珍编集的巨著《本草纲目》了。中药经过了数千年的传承与沉淀，到了今天已然在医学界有举足轻重的地位。

➕ 中药典籍知多少

中医讲究"辨证施药"，意思就是要根据不同的病因、病象甚至不同的病情阶段来施以不同的药方。遵循着这个理念，中医历史上很多中药典籍常不是独立存在的，而是属于医、药合集。较为著名的中医药典籍有《神农本草经》《黄帝内经》，以及张仲景的《伤寒杂病论》、孙思邈的《千金方》、张景岳的《古方八阵》、李时珍的《本草纲目》。

➕ 中药降糖先看体质

中医上认为糖尿病患者主要分为三种，即阴阳两虚型、气阴两虚型和阴虚津亏型。阴阳两虚型的糖尿病患者，主要的临床表现是五心烦热、口干多饮、腰膝酸冷、畏寒神疲，中医理论认为此种类型的患者在使用中药治疗时，应以滋阴助阳为主，可以采用附子理中丸、四神丸等药物进行治疗。气阴两虚型的患者主要表现为气短懒言、小便频多、大便偏干、舌苔较少，针对此种类型的患者，选取中药时应以滋阴益气为主。阴虚津亏型的患者主要表现为咽干舌燥、尿黄便干、或有盗汗，选择中药时要以滋补肝脾脏腑功效为主。

🌀 中药小常识

中药在煎煮前不宜清洗。很多药材都是粉末状或者需要研磨成粉末，用清水冲洗会减轻服用之后的药物效果。有一些中药材需要加入酒、蜂蜜等辅料，用水清洗之后也会造成辅料的流失。

✚中药是如何分类的?

中药的分类方法有很多,但传统上一般应用两种分类方法,即自然分类法和药性分类法。所谓自然分类法,即通过中药的自然属性对其进行划分归类。首创此分类方法的陶弘景在其《本草经集注》中将中药材较为粗略地分成了"玉石、草木、虫兽、果、菜、米食及有名无实七类"。药性分类法是更为大众所熟悉的分类方法,从中药的功效入手,把中药统分为"补剂、收涩、散剂、泻剂、血剂、杂剂、食物"七大类。

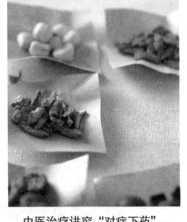

中医治疗讲究"对症下药"。

✚警惕,中药也有副作用!

民间有句俗语"是药三分毒",这句话对于中药同样适用。中医讲究"辨证施药",在《神农本草经》中即有所记载:"疗寒以热药,疗热以寒药,饮食不消,以吐下药……各随其所宜。"这是说在服用中药时,务必不可乱服药、过量服药,否则极容易对健康造成严重的伤害。中药大部分都是天然类药物,成分十分复杂,有些药物毒性较小,如白附子、生附子等;有些药物则毒性较大,如白砒石、水银等。服用毒性较大的中药时,必须要遵循医师的指导。

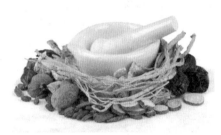

遵循医嘱是服用中草药的关键原则。

✚药膳中的降糖名方

药膳是我国传统饮食文化与中医文化完美融合的产物,是将药材与食材在中医理论指导下配伍而制的美食佳肴。药膳食疗发展到今日已经十分成熟,其中蕴含着"寓医于食"的养生理念。糖尿病患者在治疗期间,药膳食疗是其中非常重要的一项内容,根据医师的指导对症用膳,往往能够收到意想不到的治疗效果。比如四神沙参猪肚汤,选用的材料很简单,只需备有北沙参、猪肚、莲子即可,餐前饮用此汤,可有滋阴健脾、生津止渴的功效。

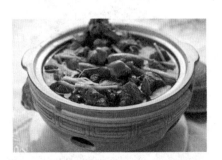

药膳降糖,吃肉喝汤的同时平稳血糖。

✚ 这些中药可降糖

许多中药都有降糖的功效，患者在服用西药时配合中药治疗，也会获得更好的效果。下面选取了八味降糖疗效显著的中草药，将其性味、主治及功效介绍给大家。

田三七

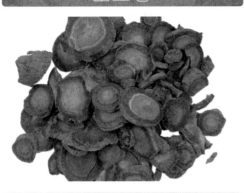

性　　味：味微苦、性温

主　　治：跌扑瘀肿、胸痹绞痛

降糖功效：田三七又叫作田七，素来就有"南国神草"的赞誉。田三七对高血糖有降低作用，用于药膳中具有消肿定痛、止血散瘀的功效。

黄芪

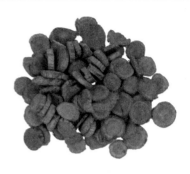

性　　味：味甘、性微温、无毒

主　　治：内伤劳倦、神疲乏力

降糖功效：黄芪对血糖调节具有双向作用，胰岛素性低血糖者服用黄芪后，其血糖水平有升高的趋势。黄芪用于药膳中，具有补气升阳、利水消肿的功效。

葛根

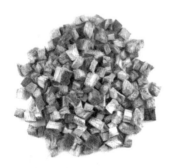

性　　味：味甘、辛、性平

主　　治：麻疹透发不畅、外感发热

降糖功效：葛根对于降低糖尿病患者的血糖值有明显效果。服用时常将其研磨成粉状，加入药膳当中，对于消渴、温病口渴等有不错的疗效。

红花

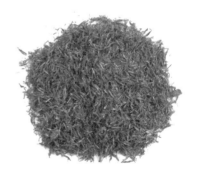

性　　味：味辛、性温

主　　治：活血通经、散瘀止痛

降糖功效：红花具有活血通经、散瘀止痛的功效，能够有效降低冠脉阻力、增加冠脉流量。红花中的黄色素分离物有降低血液黏稠度、增强纤维蛋白溶解的作用。

糖尿病是一种典型的慢性疾病，随着发病人群年龄的增加，其他并发症的发生率明显增高。患者遵循医嘱坚持服用中药，能够有效降低发病率，做到预防、治疗一体化。

西洋参

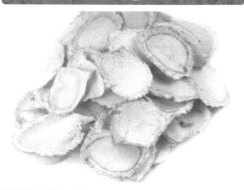

性　　味：味微苦、质坚实
主　　治：气虚阴亏、咳喘痰血
降糖功效：西洋参又称作花旗参、洋参，是补气养阴的佳品。糖尿病患者可常将西洋参片泡水饮用，能够促进体内的糖代谢和脂肪代谢。

玉竹

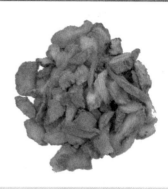

性　　味：味甘、性平
主　　治：热病伤阴、燥热咳嗽
降糖功效：玉竹的药性平缓温和、补而不腻，具有清养而不敛邪的特点。糖尿病患者服用玉竹之后，体内的高血糖有明显被抑制的现象。玉竹也可加入药膳中。

枸杞

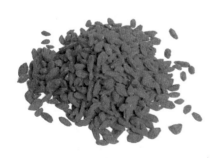

性　　味：味甘、性平
主　　治：目昏干涩、肾亏阴虚
降糖功效：枸杞俗称"明眼子"，归肝经、肾经，有养肝、滋肾、润肺的功效。适合所有体质的患者食用，并且能够有效地降低血脂、血糖，促进肝细胞的再生。

杜仲

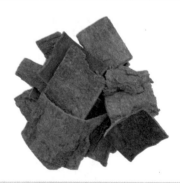

性　　味：味甘、性温
主　　治：高血压、腰脊酸疼
降糖功效：杜仲属于十分名贵的中药材，对于降低血压有显著疗效，特别适合糖尿病并发高血压的患者服用。常用于治疗高血压和眩晕症。

拔罐降糖法

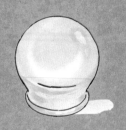

　　拔罐疗法，是一种以杯罐作为工具，借助热力排去空气，使罐体吸着于穴位皮肤表面，造成人体局部发生淤血现象的治疗方法。

✚ 小罐子的历史与发展

　　因为远古时期的医家是以动物身上的角作为吸拔工具，所以拔罐疗法也称作角法。唐代王焘所著的《外台秘要》中就有一段介绍竹筒火罐的文字："遂依角法，以意用竹做作小角，留一节长三、四寸，孔经四、五分……取之角螫处，冷即换。"唐代之后的医家，例如，清朝著名医药学家赵学敏，将拔罐疗法的独特疗效更加发扬光大，使之成为我国医学的伟大遗产流传至今。

✚ 拔罐降糖的中医理论

　　中医认为，人体内存在着一个遍布全身的经络系统，这个系统将人体内外、脏腑等组成了一个有机整体，且凭借运行周身气血来滋养全身。糖尿病患者在体内经络气血凝滞时进行拔罐疗法，罐内形成的负压会使患者的局部毛细血管充血扩张，刺激各个器官，进而增强了器官的活力，同时也提高了身体的抵抗能力。另外，通过对穴位的吸拔作用来引导气血输送，这也使衰弱的器官亢奋起来，促进了机体代谢，可以达到降糖的目的。

✚ 拔罐取穴的原则

　　拔罐在实施过程中，接触的皮肤面积较大，因此在选择穴位时并不要求有高度的精确性。在某些穴位分布区，一个罐子下面可以同时包含几条经脉。一般来说，拔罐疗法有三个选穴原则：局部取穴法、病理反应点和循经取穴法。这三个选穴原则并不是独立存在的。在实际操作过程中，应该综合考虑自身情况，有选择地将三个方法搭配使用，初学者只要认真练习，很快会掌握要领。

♥ 拔罐小常识

　　拔罐疗法是否适用要因人而异。有些糖尿病患者体质过于虚弱，就不能进行拔罐，否则会使虚者更虚，反而达不到治疗的目的。

拔罐降糖方法与技巧

拔罐疗法是一种专业的治疗手段，虽然并不十分困难，但仍然需要具备一些专业知识后再进行操作，如果使用了错误的手法或器具，不仅对健康无益，反而会大大地损害身体。一般来说，拔罐手法共有17种具体种类，下面介绍家庭中比较常用的4种拔罐类型，患者家属可以参照练习。

方法	闪 罐 法	指 罐 法	摇 罐 法	提 罐 法
症状	肌肉萎弱、皮肤麻木、中风后遗症	软组织挫伤、劳损等	软组织损伤、肌肉局部紧张疼痛	腹痛腹泻、食少纳呆、女性月经不调
人群	有面部拔罐需求的人群	病情较为急迫的人群	对拔罐疗法有紧张情绪的人群	患有消化系统疾病的人群
手法	吸拔后立即取下，反复操作至皮肤潮红	在穴位和患处先用手指点按，之后再进行拔罐	手指对留在皮肤上的罐具进行有节奏的摇动	将留在皮肤上的罐具轻轻提拉，以不脱罐为限
特点	兴奋作用较明显	兼有拔罐、针刺和按摩三重功效	反复牵拉穴位，有效提高临床疗效	能够有效加强内脏功能

认识常用拔罐器具

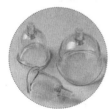

◀ 多功能拔罐器

使用抽气桶来减少罐内压力，且可以自由控制，操作起来十分方便，具有多种尺寸，适用于人体各个部位。

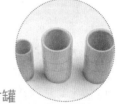

▶ 竹罐

具有轻巧价廉、耐用稳固的优点，一般是用坚固的细毛竹，制成长为8cm左右、口径为3～6cm不等的罐子。

▶ 玻璃罐

是目前临床上使用较为普遍的罐具之一。由于罐体透明、因此在使用时有助于观察患者的局部皮肤变化，掌握时间长短。

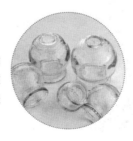

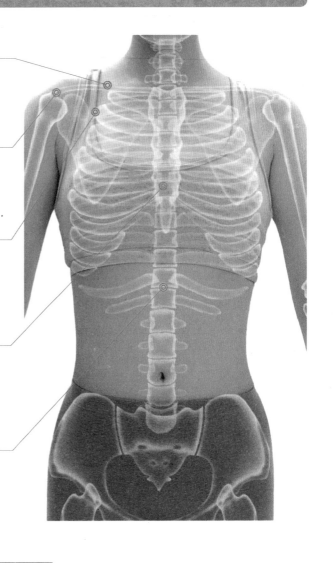

云门穴

胸前壁外上方，肩胛骨喙突上方，锁骨下窝（胸大肌与三角肌之间）凹陷处。

肩髎穴

在肩部于肩髃穴后方，当臂外展时，于肩峰后下方呈现凹陷处。

中府穴

胸前壁的外上方，云门穴下1寸，前正中线旁开6寸，平第一肋间隙处。

膻中穴

肋间，两乳头连线的中点。

上脘穴

在上腹部，前正中线上，当脐中上5寸。

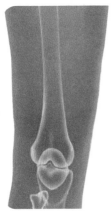

箕门穴

位于人体的大腿内侧，当血海穴与冲门穴连线上，血海穴上6寸。

血海穴

在大腿内侧，髌底内侧端上2寸，当股四头肌内侧头的隆起处；屈膝取穴。

拔罐疗法常用穴位—— 取穴技巧

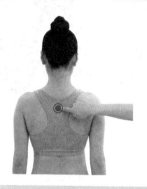

身柱穴

位于人体背部，当后正中线上，第三胸椎棘突下凹陷中处。属督脉。主治咳嗽、喘息、脊背强痛、癫狂、小儿风痫等疾病。

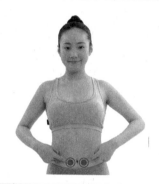

天枢穴

位于人体腹中部，脐中旁开2寸处。属足阳明胃经。主治便秘、腹胀、腹泻、脐周围痛、腹水、肠麻痹等疾病。

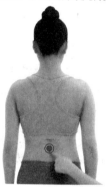

命门穴

位于人体腰部，当后正中线上，第二腰椎棘突下凹陷中处。属督脉。主治脊强反折、遗尿、头晕耳鸣、手足逆冷等病症。

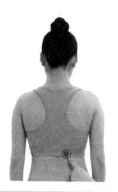

胆俞穴

位于人体背部，第十胸椎棘突下，旁开1.5寸处。属足太阳膀胱经。主治胆经疾病，如胆囊炎、坐骨神经痛、风湿性关节炎等疾病。

♥ 拔罐降糖推荐疗法

这样搭配更有效：

肾俞穴+肺俞穴+胃俞穴+大肠俞穴+阳池穴

具体操作方法：

患者应该采取俯卧姿势，暴露出背部穴位，施罐者采用闪罐法将罐具吸拔在穴位上，留罐20分钟即可，每次选择一侧穴位，每日进行1次治疗，10次治疗合为一疗程。

刮出的平稳血糖

刮痧降糖法

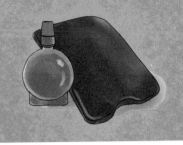

刮痧是通过刮拭一定部位来刺激皮下毛细血管和神经末梢，促使中枢神经系统产生兴奋，以此来发挥系统的调节作用，增强人体的抗病能力。

✚ 刮痧的历史与发展

刮痧手法，即通过手指、刮板等工具来开泄人体皮肤毛孔，刺激皮下毛细血管和末梢神经，以此达到疏通经络、开通腠理、流通气血的目的。考究"痧"这个字，是泛指由于邪气侵入身体而导致的孔窍闭塞、气血凝滞，体现出的病症包括头晕、头痛、胸闷气短、四肢乏力等，也是病症在人体表面的表现方式。

✚ 刮痧降压疗效显著

刮痧疗法对于糖尿病患者来说，主要的功效有：镇痛作用、活血化瘀、发汗解表和加速排毒。例如，在糖尿病并发神经病变时，患者会感到头痛难忍，或有神经衰弱的临床表现，这时可通过刮痧来获得良好的治疗效果。因为与一般的镇痛剂相比，刮痧止痛见效快、作用持久，并且不必担心药物对肝肾等造成的伤害。另外，时常刮拭局部穴位，能够加快血液流动的速度，加速机体新陈代谢，是活血化瘀、排出体内有害毒素的不错方法。

糖尿病患者刮痧要根据自身的情况，有些糖尿病并发症不宜采用刮痧疗法。

✚ 刮痧方法有讲究

刮痧疗法可以分为直接刮痧疗法、间接刮痧疗法和日常应用的保健美容刮痧疗法。所谓直接刮痧，即操作医师用工具直接作用在皮肤上，这种方法较容易出现紫红色的痧斑痧点，力度较大，因此体质强壮的患者更适合这个疗法。间接刮痧疗法则是在患者准备刮痧的部位铺垫一层薄布，医师使用工具在布上刮拭的方法。

◗ 刮痧小常识

- ● 使用刮痧疗法时，一定要谨记其禁忌证，如破伤风、狂犬病等。
- ● 在治疗前要明确自身所患病症是否适用刮痧。
- ● 妇女怀孕期间禁用刮痧疗法；经期时的腹部和乳房两侧也不宜进行刮痧。

刮痧降糖方法与技巧

　　选择刮痧方法有两个最基本的原则。一是要根据自身需要刺激的穴位来进行选择。如果刺激穴位处在肌肉较厚实的部位，那可以选择面刮法；如果穴位处在骨骼分布较多的部位，则可以选择厉刮法。二是不必拘泥于某一种方法，可以将几种刮具、手法灵活结合使用，这样才能发挥出最佳的治疗效果。

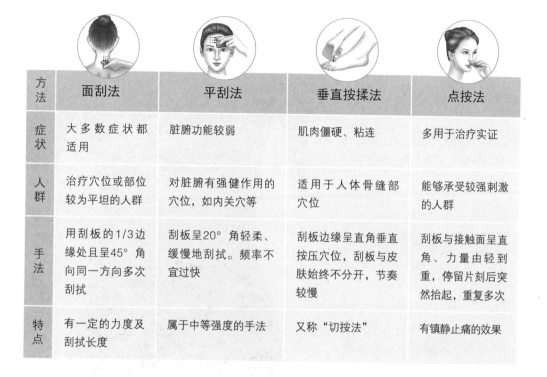

方法	面刮法	平刮法	垂直按揉法	点按法
症状	大多数症状都适用	脏腑功能较弱	肌肉僵硬、粘连	多用于治疗实证
人群	治疗穴位或部位较为平坦的人群	对脏腑有强健作用的穴位，如内关穴等	适用于人体骨缝部穴位	能够承受较强刺激的人群
手法	用刮板的1/3边缘处且呈45°角向同一方向多次刮拭	刮板呈20°角轻柔、缓慢地刮拭。频率不宜过快	刮板边缘呈直角垂直按压穴位，刮板与皮肤始终不分开，节奏较慢	刮板与接触面呈直角、力量由轻到重，停留片刻后突然抬起，重复多次
特点	有一定的力度及刮拭长度	属于中等强度的手法	又称"切按法"	有镇静止痛的效果

认识常用刮痧器具

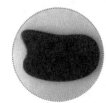

◀ **刮痧板**

　　是刮痧疗法最主要的器具。常用的刮痧板大多以砭石或天然水牛角制成，有半圆形、鱼形、椭圆形等。

▶ **刮痧乳**

　　乳液质地的润滑剂。市面上目前刮痧乳的种类繁多，有一些包含了中药成分，也有一些是专门为爱美女性特制的精油刮痧乳。

▶ **刮痧油**

　　是最常见的刮痧润肤剂，其中以紫草、当归、红花、丹参、生姜等中草药为主要原料，这些中草药增强了刮痧功效。

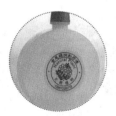

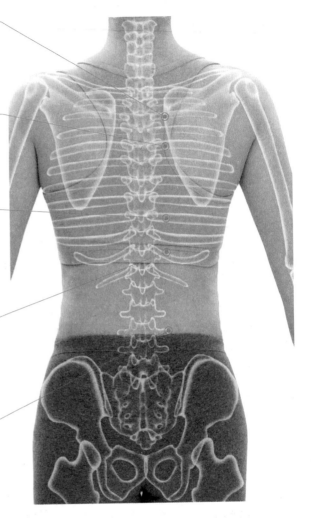

肺俞穴

人体肺俞穴位于背部，当第三胸椎棘突下，旁开1.5寸。

心俞穴

位于第五胸椎棘突、旁开1.5寸。

肝俞穴

位于背部，当第九胸椎棘突下，旁开1.5寸。

脾俞穴

位于第十一胸椎棘突下，旁开1.5寸。

肾俞穴

位于腰部，当第二腰椎棘突下，旁开1.5寸。

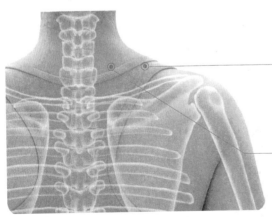

肩井穴

在大椎穴与肩峰连线中点，肩部最高处。

肩中俞穴

人体背部，当第七颈椎棘突下方，旁开2寸处。

刮痧疗法常用穴位—— 取穴技巧

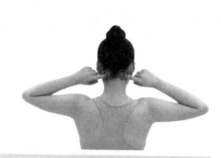

天柱穴

位于人体项部，后发际正中直上0.5寸，旁开1.3寸处。属足太阳膀胱经。主治颈椎酸痛、落枕、五十肩等疾病。

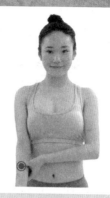

孔最穴

位于人体前臂掌面桡侧，当尺泽与太渊连线处，腕横纹上7寸处。属手太阴肺经。主治咽喉炎、扁桃体炎、支气管炎、支气管哮喘等疾病。

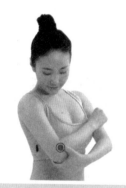

曲池穴

位于人体肘横纹外侧端，屈肘，当尺泽与肱骨外上髁连线中点处。属手阳明大肠经。主治肩肘关节疼痛、荨麻疹、流行性感冒等疾病。

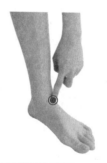

解溪穴

位于人体足背与小腿交界处的横纹中央凹陷中，当拇长伸肌腱与趾长伸肌腱之间处。属足阳明胃经。

♥ 刮痧降糖推荐疗法

这样搭配更有效：

肝俞穴+脾俞穴+太冲穴+太溪穴

具体操作方法：

患者先采取俯卧姿势，以面刮法刮拭肝俞穴和脾俞穴，按照由上至下的顺序刮拭30次。然后采取仰卧姿势，以垂直按揉法点揉太冲穴和太溪穴各30次。

标本兼治降血糖

艾灸降糖法

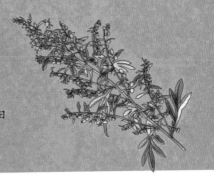

　　艾灸是通过经络体表直接给予人体优良的温阳功效。艾灸生热，适量的热刺激施于适当的灸位，便产生了治病的效果。

➕ 艾灸的历史与发展

　　艾灸疗法最早可以追溯到远古时期，发展至今，已经成为中医医学史上非常重要的一种保健医疗手段。艾灸是将燃烧后的艾条悬灸在人体穴位上，通过这种施灸方式来刺激身体穴位，从而起到了治病防病的作用。战国时期的《黄帝内经》就已对艾灸进行了系统而完整的介绍，李时珍在《本草纲目》中也详尽地介绍了艾草的药物特性及应用于艾灸的具体用途和手法。

➕ 艾灸降糖疗效显著

　　从治疗手段的角度来讲，艾灸主要是通过对人体外部进行刺激以此获得内部的反应。糖尿病患者在使用艾灸进行治疗时，常会感到十分舒适，这是由于艾灸的温热刺激使得糖尿病患者体内的毛细血管扩张，增强了局部的血液循环和淋巴循环，进而祛散了炎症的病理产物；同时这种温热的刺激感还能降低神经系统的兴奋程度，安抚糖尿病患者紧张紧绷的神经。艾灸生火热的特性与其散发出的药气相辅相成，还能够促进糖尿病患者本身对中药等药物的吸收。

➕ 艾灸取穴，专家有方

　　局部取穴法 将艾灸直接作用于感到病痛的部位，或者病痛部位临近的穴位。这种方法是以调节局部功能为主要疗效，头痛医头，腹痛治腹。普通患者使用此法可以加速消退炎症。

　　远部取穴法 顾名思义，就是将艾灸作用于距离疼痛部位较远的穴位上，是以改善提高人体全身机能为主要疗效的治疗方法，通过对较远穴位进行艾灸来打通经络通道。

⭕ 艾灸小常识

　　患有胃肠道疾病的人群应酌情使用艾灸疗法。普通人不可在过饥或过饱的身体状态下进行艾灸，大喜、大悲、大怒的情绪状态下亦不可艾灸。

艾灸降糖方法与技巧

选择使用何种艾灸降糖方法，要以自身的病情为基础，同时应当对自身的承受力有清楚的认识。不必过于强求不适合的艾灸疗法，否则反而容易引起情绪上的紧张和不安，影响治疗的效果。现在艾灸疗法一般情况下使用的都是艾炷灸，即将艾绒制成的圆锥形艾炷点燃后置于穴位上。具体的操作方法还分为直接灸和间接灸两种。

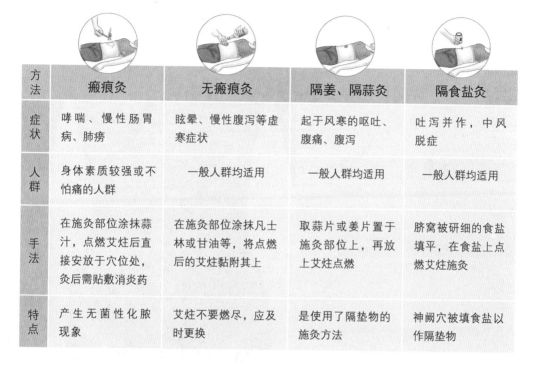

方法	瘢痕灸	无瘢痕灸	隔姜、隔蒜灸	隔食盐灸
症状	哮喘、慢性肠胃病、肺痨	眩晕、慢性腹泻等虚寒症状	起于风寒的呕吐、腹痛、腹泻	吐泻并作，中风脱症
人群	身体素质较强或不怕痛的人群	一般人群均适用	一般人群均适用	一般人群均适用
手法	在施灸部位涂抹蒜汁，点燃艾炷后直接安放于穴位处，灸后需贴敷消炎药	在施灸部位涂抹凡士林或甘油等，将点燃后的艾炷黏附其上	取蒜片或姜片置于施灸部位上，再放上艾炷点燃	脐窝被研细的食盐填平，在食盐上点燃艾炷施灸
特点	产生无菌性化脓现象	艾炷不要燃尽，应及时更换	是使用了隔垫物的施灸方法	神阙穴被填食盐以作隔垫物

认识常用艾灸器具

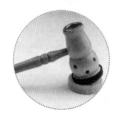

◀ **温灸桶**

特制的筒状金属灸具，上部有盖，下部有数十个小孔，桶壁上也有许多圆孔。筒壁上有一手持的长柄。施灸时将艾炷点燃后放入其中即可。

▶ **温灸管**

分为一节管状器和两节管状器。施灸时一般用于插入耳道，耳内能够感受到温热为最佳，最常用于治疗面瘫。

▶ **温灸盒**

盒子形状的木质或竹质灸具。施灸时将点燃的艾条、艾炷放在铁纱窗上，对准穴位15~30分钟即可，温度可以通过活动盒盖来调节。

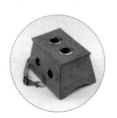

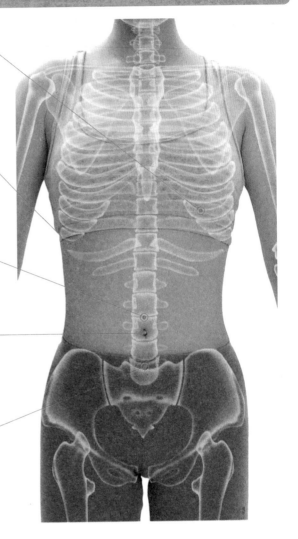

乳根穴

乳根穴位于人体胸部，乳头直下，乳房根部，第5肋间隙，距前正中线4寸。

章门穴

上曲前臂，用肘尖夹紧两侧肋骨，肘尖正对处即是章门穴。

水分穴

位于上腹部，前正中线上，当脐中上1寸。

神阙穴

即肚脐，位于命门穴平行对应的肚脐中。

气海穴

位于体前正中线，脐下1寸半。

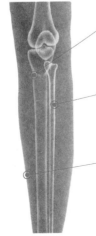

阴陵泉穴

在小腿内侧，当胫骨内侧髁后下方凹陷处。

足三里穴

在外膝眼下3寸，距胫骨前嵴一横指，当胫骨前肌上。

漏谷穴

位于人体的小腿内侧，当内踝尖与阴陵泉穴的连线上，距内踝尖6寸，胫骨内侧缘后方。

艾灸疗法常用穴位—— 取穴技巧

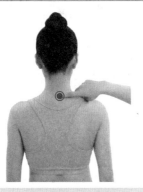

大椎穴

位于人体后正中线上，第七颈椎棘突下凹陷中处。属督脉。主治咳嗽、喘逆、小儿惊风、癫狂痫证、中暑、风疹等疾病。

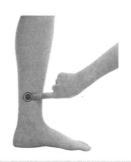

三阴交穴

位于人体小腿内侧，当足内踝尖上3寸，胫骨内侧缘后方处。属足太阴脾经。主治经期不顺、经前综合征、更年期综合征等疾病。

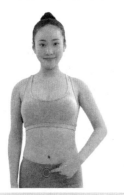

关元穴

位于人体下腹部，前正中线上，当脐中下3寸处。属任脉。主治少腹疼痛、霍乱吐泻、疝气、中风脱症、神经衰弱等疾病。

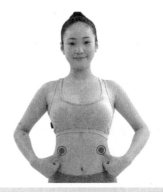

章门穴

位于人体侧腹部，当第十一肋游离端的下方处。属足厥阴肝经。主治消化不良、腹痛腹胀、肠炎泄泻、腹膜炎等疾病。

♥ 艾灸降糖推荐疗法

这样搭配更有效：

身柱穴+脾俞穴+命门穴

具体操作方法：

患者可以采用隔姜灸法，采取俯卧姿势，将姜片置于穴位上依次各灸10～30壮，隔日进行一次施灸，可以与"大椎穴+肝俞穴"这个配穴组合交替运用。10次为一疗程。

按摩降糖法

按摩疗法主要是根据中医四诊八纲、辨证施治的原则，运用医者的双手，在不同部位或穴位上施术，以达到体内阴阳平衡、扶正祛邪的目的。

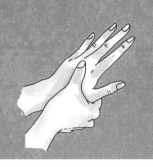

✚ 中医按摩的历史与发展

中医按摩又称为推拿，在中医的各类疗法里是最古老的一种。比较有名的案例是战国时期的名医扁鹊，他运用推拿手法成功地抢救了虢太子"尸厥"的暴疾。中医按摩强调"以人疗人"，医生用自己的双手在病人身体上施加不同的力量和技巧，以此刺激病人某些特定的部位，从而达到改善人体机能、促进病症康复的目的。

✚ 按摩降糖疗效显著

中医按摩对糖尿病患者来讲，主要有五大治疗功效。第一，可以提高患者的抗病能力，对于体质虚弱的糖尿病患者来说，按摩可以帮助其预防并发症的发生；第二，可以调节糖尿病患者的体内平衡，有助于修复其神经系统功能；第三，有助于糖尿病患者放松神经，缓解对疾病本身的恐惧情绪；第四，能够增强患者的脏腑功能，改善血液循环状态，加速新陈代谢，有助身体排毒；第五，糖尿病患者在运动后可适当使用一些按摩手法，以此放松肌肉，加快身体恢复运动协调能力。

✚ 按摩定位，专家有方

进行按摩疗法第一步要做的就是对按摩穴位的所在位置进行确认。实际操作时，我们可以利用手指来量取穴位。以拇指举例，普通人拇指的指间关节宽度即为1寸。同样的距离，还可以用中指中节桡侧两端的纹头来测量，纹头间距离即为1寸。普通人四指并拢时，以中指中节的横纹处为基准，其四指之间的宽度即为3寸。

♥ 按摩小常识

- 有开放性软组织损伤的患者禁止使用按摩疗法。
- 使用一些皮肤润滑剂可以让按摩有事半功倍的效果，如按摩膏或凡士林等。
- 女性在经期期间应慎用或禁用按摩。

按摩降糖方法与技巧

在众多的中医穴位刺激手段当中，按摩是最为简单易操作的，不会受到外界条件的诸多限制。随着中医理疗的流行，目前市场上售卖的按摩工具也越来越多，比如形状各不相同，功能也各有所偏重的按摩棒，还有起到润滑作用的乳液或者精油，价钱也适中。在按摩时要注意时长，每次至少应该坚持5分钟以上，但亦不可超过15分钟。

方法	滚动法	按压法	捏拿法	揉搓法
症状	头痛、项背痛、偏瘫	四肢疼痛、头晕目眩	落枕、感冒、关节肌肉疼痛	失眠、久泻、内脏下垂、便秘
人群	作用于颈项部、肩背部	人体全身均适用	作用于颈项部、肩背部和四肢	人体全身均适用，多用于胸腹
手法	手握空拳，腕关节带动前臂，用四指的第一指间关节突起处按压	用手指、手掌逐渐用力按压患者的特定部位，下压时伴随揉动	大拇指和食指、中指相对用力，进行提捏或挤压的动作	先用手指指端接触皮肤，腕关节带动手指做轻柔缓和的摆动
技巧	手法压力要均匀、动作要协调、灵活	用力方向要保证垂直、力量沉稳、持久	动作要缓和、流畅；施力时要由轻到重	方向顺时针、逆时针均可，但用力一定要轻柔
特点	舒筋活络、缓解痉挛	能够有效地纠正脊柱畸形	提神开窍	揉法和搓法一般要配合进行

❤ 按摩降糖推荐疗法

这样搭配更有效：

阳池穴+神门穴+大椎穴

具体操作方法：

患者应该采取正坐的姿势，暴露出上述穴位。医生或患者自己可以选用按压法按摩穴位处，以感到酸胀、疼痛为适度。每次按压3分钟，每日早晚各进行一次。

百会穴

在头顶正中线与两耳尖连线的交点处。

风池穴

位于项部，当枕骨之下，与风府穴相平，胸锁乳突肌与斜方肌上端之间的凹陷处。

风府穴

在后发际正中直上1寸处。

阳池穴

在腕背横纹中，当指伸肌腱的尺侧缘凹陷处。

十宣穴

在手十指尖端，距指甲游离缘0.1寸，左右共10个穴位。

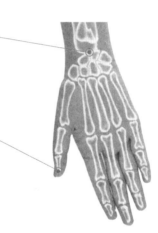

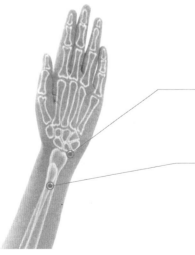

神门穴

腕横纹尺侧端，尺侧腕屈肌腱的桡侧凹陷处。

内关穴

在前臂掌侧，当曲泽与大陵的连线上，腕横纹上2寸，掌长肌腱与桡侧腕屈肌腱之间。

按摩疗法常用穴位——取穴技巧

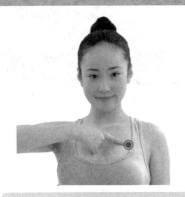

屋翳穴

位于人体胸部，当第二肋间隙，距前正中线4寸处。属足阳明胃经。主治咳嗽、气喘、咳唾脓血、胸肋胀痛等。

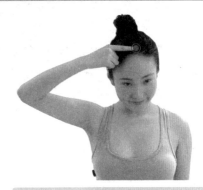

神庭穴

位于人体头部，当前发际正中直上0.5寸处。属督脉。主治失眠、头痛、头晕目眩、记忆力减退等。

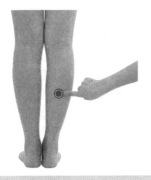

承山穴

位于人体小腿后面正中，委中与昆仑之间，当伸直小腿或足跟上提时，腓肠肌肌腹下出现尖角凹陷处。属足太阳膀胱经。

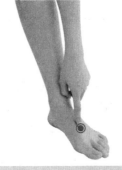

太冲穴

位于人体足背侧，当第一跖骨间隙的后方凹陷处。属足厥阴肝经穴。主治头痛、眩晕、遗尿、小儿惊风、癫狂、肋痛、腹胀等。

● 按摩降糖推荐疗法

这样搭配更有效：

降糖穴+三阴交穴

具体操作方法：

患者可以采取正坐姿势，暴露出背部及小腿内侧，按摩时可以采用点按法与揉按法交替进行的方式。每个穴位各刺激5分钟，每日进行一次，每次两回合。

饮出美味，喝出健康

饮茶降糖法

利用茶疗治病、养生的历史十分悠久，与中华茶文化相辅相成。方便、快捷、营养、美味是其特点。

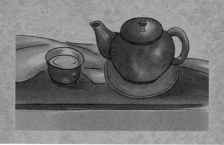

➕ 中华茶文化的历史与发展

中国饮茶的历史十分悠久，至今甚至仍然无法确定中国人饮茶的起源。唐代陆羽认为"饮茶"起源于上古神农氏，在其所著的《茶经》中有云："茶之为饮，发乎神农氏。"中国第一部以文字记载茶的典籍《华阳国志》中则有文字表示饮茶是西周时期才开始的。不过现存最早的茶学资料《僮约》中则记录了西汉时期茶文化已然盛行于世。

➕ 茶疗降糖疗效显著

茶，素来就有"国饮"的美誉。茶文化历经了岁月的沉淀，越发地散发出其独有的幽香。在现代生活中，品茶已经成为人们的一种生活方式。除此之外，茶疗也逐渐被人们所重视。

糖尿病患者常饮茶，能够降火明目、消食去腻、平稳血糖。单饮茶能够有如此的疗效，如果在日常的饮食习惯中，能够将茶叶与降糖食材搭配而食，对糖尿病患者的血糖调节作用更是显而易见。

➕ 了解茶的门类

从结构上区分，中国茶可以分为绿茶、红茶、黄茶、白茶、黑茶、花茶、乌龙茶、紧压茶和花草养生茶等类别。绿茶是日常饮用中最主要的茶类，著名的西湖龙井、洞庭碧螺春等茶均属于绿茶之列。在这些类别中，黑茶是中国独有的茶类，属于发酵茶，是西北居民的日常饮茶种类，有补充膳食营养、帮助消化的功效。

♥ 饮茶小常识

● 空腹饮茶伤害大，最佳饮茶时间是在饭后。尤其是对于不经常饮茶的人群，空腹饮茶会抑制胃液分泌，不利于食物的消化吸收。

● 夏季时环境温度较高，放置超过12小时的茶水不宜再饮。

✛ 茶道讲堂

"茶道"一词最早是见于唐代的《封氏闻见记》，但"茶道"真正的创始者，则是被奉为"茶圣"的陆羽。"道"这个词一般指的是宇宙法则、终极真理、万物的本质或本原等，是中国哲学的最高范畴。"茶道"这个词则被人们认为是一种精神上的享受和一种修身养性的手段。包含了茶艺、茶德、茶礼、茶理、茶情等。总纲领是四字守则：廉、美、和、敬。

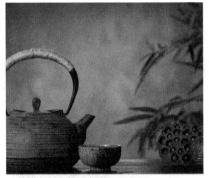

中华茶道讲究以"和"概念为核心，和诚处世。

✛ 学会如何饮茶

茶并不像蔬菜水果，越是新鲜采摘的越好，新茶如果饮用的方式不当，对于肠胃功能较弱的人来讲很容易伤害肠胃。新茶中咖啡因和其他芳香物质含量都较多，这些物质会使中枢神经系统异常兴奋，有神经衰弱或者心脑血管疾病的患者尤其不宜饮用。朋友送来的新茶，起码要存放半个月以上才宜饮。此外，除了新茶不宜早饮外，不同的季节应该饮用的茶类也不同。一般来说，主张春季饮花茶，夏季饮绿茶，秋季饮青茶，冬季饮红茶。

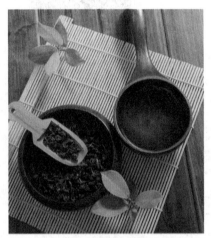

茶叶切忌多次冲泡，否则会冲泡出茶叶中对身体有害的微量元素。

✛ 茶的中医"药效"

谈到茶最初被人类发现并加以利用的历史，其实是从药用开始的。"神农尝百草，日遇七十二毒，得茶而解之"的传说，更是让人类重视起茶叶的药用价值。在近代典籍中，一般会将"茶药"解释为药方中含有茶叶的制剂，不过由于茶叶本身就有医疗效用，能够防治内外科甚至妇儿科的许多疾病，因此我们也可以这样理解：茶即是药。茶叶中含有的复合成分能够有效降低人体内的血糖值，又有改善人体造血功能的作用，糖尿病患者常饮茶能够收获保健身体、治疗疾病的效果。

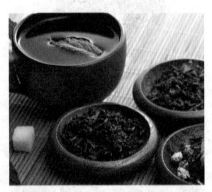

茶疗亦应"对症"，根据自己的身体特点选择适当的茶方。

⊕ 这些茶方可降糖

　　下面选取了八种降糖疗效显著的茶疗方案，将其性状、口感及功效介绍给大家。让大家在品味茶香的同时，收获健康。

烘青绿茶

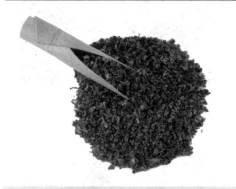

性　　状：叶底青绿且茶叶紧直
口　　感：口感清爽回甘
降糖功效：烘青绿茶是利用干燥方式烘干而制的成品绿茶，此种制法保留了较多的叶绿素、蛋白质和氨基酸。烘青绿茶茶汤呈黄绿色，并不耐泡。

晒青绿茶

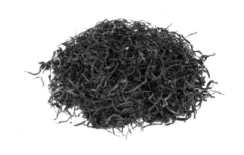

性　　状：叶底嫩绿、耐冲泡
口　　感：甘甜清淡、无浓烈香气
降压功效：晒青绿茶有预防病菌、护齿利尿的功效。含有大量的醛类等有机化合物，能够有效地抑制人体内各种病毒细菌，且丰富的茶多酚有助于胃肠道蠕动。

祁门红茶

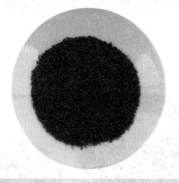

产　　地：主产自我国的安徽省
口　　感：甘鲜味醇
降压功效：祁门红茶中的咖啡因和芳香物质含量十分丰富，饮用后可以使体内肾脏的血流量增加，有效地促进身体排尿。其中的茶多碱有解毒的作用。

普洱散茶

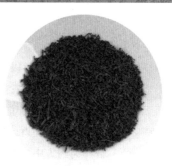

产　　地：主产自我国的云南省
口　　感：醇厚味甘、有回味
降压功效：普洱散茶属于黑茶的一种，有护齿养胃、抗老美容的功效，是女性的"美容茶"。茶叶当中含有的丰富抗氧化成分能够有效延缓衰老、促进血液循环。

糖尿病患者在经过一段时间的茶疗后，会感到身清气爽。特别是在炎热的夏日，糖尿病患者经常口渴的症状在常饮茶后能够有明显改善，排尿次数减少，且尿糖减少甚至消失。

菊花枸杞茶

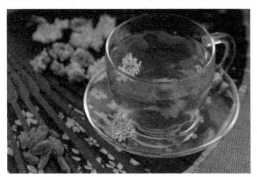

用　　量：枸杞子 2g，杭白菊 3g
饮用方法：同泡8分钟后即饮
降糖功效：杭白菊有降低血压的功效，与枸杞子搭配同泡，有助于帮助人体解毒明目、疏风清热。多饮杭白菊有安神舒压的作用，有助于保持平和的心态。

薄荷绿茶

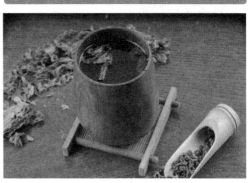

用　　量：干薄荷叶 5g，绿茶 3g
饮用方法：薄荷叶与绿茶同泡5分钟后即饮
降压功效：夏季饮用此茶能够有效缓解天气炎热带来的不适感，清热解暑。十分适合肥胖型的糖尿病患者饮用，帮助患者降低血脂、血压，亦有减肥的功效。

莲子益肾茶

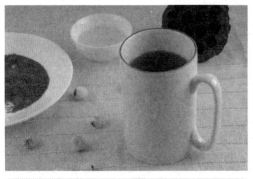

用　　量：莲子 3g，涌溪火青茶 3g
饮用方法：将莲子煮烂后兑入涌溪火青茶汁
降压功效：莲子味道甘中带涩，富含蛋白质、钙、铁、磷等营养元素，有清心醒脾、养心安神的功效。涌溪火青茶中富含的茶多酚和维生素C，有防止动脉硬化的作用。

杜仲护心绿茶

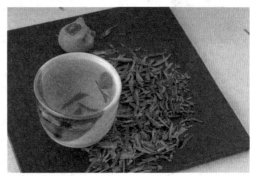

用　　量：杜仲叶 2g，晒青绿茶 3g
饮用方法：同泡5分钟后即饮
降压功效：杜仲性味温和、味道甘中带辛；晒青绿茶则无浓烈的香味，入口后甘甜清爽。糖尿病患者在饭后常饮此茶可有效降低血压、血糖，补益肝肾且强筋健骨。

选茶小窍门

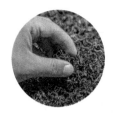

◀ **检查茶叶是否干燥且弹性上佳**

用手轻轻握住茶叶，如果感到茶叶微微刺手且轻捏之后茶叶碎掉，表明此茶叶的干燥程度良好。再用手指捏住茶叶底部，感受茶叶的弹性，弹性强者则为好茶。

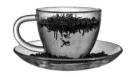

◀ **观察茶叶叶片是否整齐**

整齐的茶叶叶片冲泡出的茶汤品质上乘。如果杂质含量较高，茶汤色泽及味道都大打折扣。

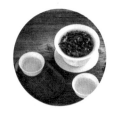

◀ **检查茶的发酵程度**

不同类型的茶发酵程度也应不同。比如，乌龙茶为半发酵茶，红茶则为全发酵茶。

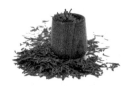

◀ **观察外观色泽、嗅闻茶叶香气**

每种成品茶都有其标准的色泽及香味。例如，绿茶以带有油光宝色为佳，茶味清香宜人。红茶则应有焦糖香气。

♥ 挑选各类茶叶的经验

- 挑选绿茶时，颜色绿润，茶叶厚实的，一般是春茶；手感光滑、外表上没有黄点的绿茶是上佳绿茶。绿茶最适宜在春季购买，因其春茶最佳，冬茶次之，秋冬两季的茶叶通常都是不太新鲜的春茶。
- 优质红茶色泽乌黑，有光泽，茶条外观上可见很多金色毫毛；冲泡出的茶汤颜色红艳明亮，香甜味道浓郁，入口后则香醇鲜爽。
- 乌龙茶在购买前，应该将干茶捧在手上，对着明亮的光线检查外形和颜色。上佳乌龙茶颜色应该为翠绿色，若颜色为墨绿色则为乌龙茶的春茶；乌龙茶的干茶香味应该越近越强，贴紧茶叶仔细嗅闻，气味应是愈加浓香。

Part 7

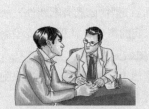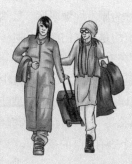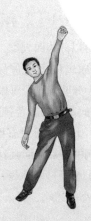

优质生活从健康心态开始

　　糖尿病是一种终身性的慢性疾病，患者不仅需要就医服药，更需要在日常生活中时时刻刻进行健康管理，只有这样才能减少各种并发症和危及生命的情况出现。糖尿病患者非常需要来自家庭的关心和帮助，防治糖尿病，提高糖尿病患者的生活质量，需要全社会的共同参与。而对于糖尿病患者来说，保持乐观的心态，拥有积极向上的生活态度，才有利于战胜疾病，走向长寿。

正确看待糖尿病的遗传特质

糖尿病不仅与先天的遗传因素有关，也与后天不良的生活方式有关。例如，抽烟、喝酒、缺乏运动、体力劳动少等，这些都可能促成并诱发糖尿病。

➊ 糖尿病与遗传因素相关

糖尿病基本上可以分为四大类，它们是1型糖尿病、2型糖尿病、妊娠糖尿病和继发性糖尿病。其中，1型糖尿病和2型糖尿病被称为原发性糖尿病。虽然医学上至今对这两种糖尿病的致病原因还不是十分明确，但可以肯定的是，它们都是与遗传因素有关。据研究，遗传缺陷是1型糖尿病的发病基础，患者普遍存在染色体异常的问题，而且1型糖尿病有家族性发病的特点，一般来说，只要父母患有糖尿病，那么其子女罹患糖尿病的概率也就更大。2型糖尿病也有家族性发病的特点，而且2型糖尿病的基因特性比1型糖尿病更为明显。例如，在双胞胎中，只要有一个患了1型糖尿病，那么另一个就有40%的概率患上1型糖尿病；如果双胞胎中的一个患的是2型糖尿病，那么另一个则有70%的概率患上2型糖尿病。

➊ 孕妇，谨防遗传因素惹来糖尿病

妊娠型糖尿病首先与孕妇体内的激素异常有关。女性在怀孕的时候，胎盘会产生多种激素，这些激素能够供胎儿生长发育，对胎儿的健康起着至关重要的作用。但是另一方面，这些激素却会阻断母亲体内的胰岛素作用，尤其是在怀孕24周至怀孕28周之间，这个时期是激素分泌的高峰期，也是妊娠型糖尿病的高发时间段。医学专家们还发现，凡是罹患过妊娠型糖尿病的女性，在未来出现2型糖尿病的风险也是相当大的。所以，医学观点普遍认为，引起妊娠型糖尿病的基因，可能与引起2型糖尿病的基因彼此相关。也就是说，妊娠型糖尿病也有可能与遗传因素有一定关系。

孩子突发1型糖尿病应该怎么办？

此种情况下，父母应当马上安排孩子接受正规的检查与诊断，进行合理的治疗，并且使其保持积极向上的心情。对于患有1型糖尿病的孩子，胰岛素的注射是必不可少的治疗环节，不可固执己见，以免耽误了病情，引发各类并发症。

⊕ 诱发糖尿病，遗传并非决定因素

并非所有的糖尿病患者都是遗传。即使父母均患糖尿病，子女也并不一定会患糖尿病，所以，虽然糖尿病与遗传有关，但并不取决于遗传。一个人是否会患糖尿病主要看后天情况，如是否肥胖？体力劳动和体育运动是否太少？饮食是否合理？是否易受疾病感染？如果生活方式不健康，饮食不合理，极度缺乏运动和体力劳动，身体肥胖，体内就会产生胰岛素抵抗和胰岛素分泌不足，也就容易诱发糖尿病。精神过度紧张、外伤或过量使用升高血糖的激素，同样会诱发糖尿病。

⊕ 想不到吧，电视也是罪魁祸首

我们都知道长时间看电视对眼睛不好，对智力不好，人容易变得痴呆，容易长小肚腩……其实坏处远远不止这些。据美国科学家研究，长时间沉湎于看电视中，罹患2型糖尿病的风险会明显增加。研究人员的数据表明，每天看2小时的电视，罹患2型糖尿病的风险便会增加20%；每天看电视的时间若长达3小时，则会增加死亡的风险。因为看电视时间越多，体育锻炼和体力劳动的机会就越少；吃零食的时间反而增多，致使身体摄入能量过多，消耗的能量过少，时间一长，自然就会变得肥胖。糖尿病也就不请自来了。

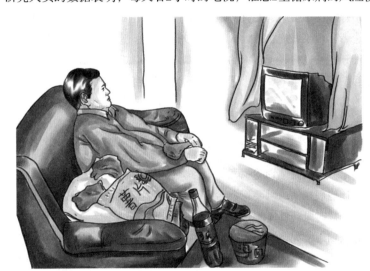

看电视时吃零食是大多数人的习惯，对于糖尿病患者来说，这个坏习惯会使血糖升高，给健康带来极大的危害。

有糖尿病家族史，应该如何避免发病？

如果家族中有糖尿病病史，那么就更应该注意节制饮食，加强体育锻炼，勤于体力劳动，肥胖的话一定要减肥，尽可能避免受后天发病因素的伤害，达到预防和延缓糖尿病发病的目的。不过，这并不意味着没有糖尿病家族史的人就可以高枕无忧。只要年龄超过40岁，就应该养成良好的生活习惯，控制体重，积极预防糖尿病。

关爱是战胜疾病的关键

来自家人、朋友和社会的关心及爱护，是帮助糖尿病患者战胜疾病的关键所在。那么，我们应该为糖尿病患者提供什么样的帮助呢？

➕ 患病之后，家人的爱最重要

患者一旦被检查出糖尿病，要么满不在乎；要么担忧恐惧，沮丧悲伤。其实，不管哪种情况，患者都需要家人的理解、关心和爱护。那么，如何才能正确关心爱护糖尿病患者呢？首先，家人需要充分认识和了解糖尿病，包括认识糖尿病的危害，学习如何在日常生活中采取治疗和护理措施，尤其应该了解日常生活中的禁忌。其次，还应该了解可能出现的症状，当患者出现某些症状时，应该懂得如何抢救。患者被检查出糖尿病后，出于压力，可能会在心理和行为上有异于常人的表现，对此，家人应该理解、宽容。许多患者都有孤单寂寞和被抛弃的感觉，家人要尽力帮助他们及早走出绝望的心理阴影，正确面对疾病，树立起战胜疾病的信心。

➕ 家人的贴心照顾是缓解病情的助推器

家人要对患者细心体贴、无微不至。首先在思想上耐心开导，帮助他们树立生活的信心，让他们相信，只要积极治疗，寿命和生活质量都会像正常人一样。与此同时还要随时督促他们按时服药，提醒他们打胰岛素，以乐观的态度面对生活。在生活细节上，照顾患者要耐心周到。例如，当患者打了胰岛素后出去锻炼，不要忘了帮他们在衣兜或者包里揣上几颗糖果，放上一盒饼干，以防在运动中出现低血糖。糖尿病患者还容易出现各种并发症，家人要积极帮助他们预防和治疗各种并发症。例如，高血压对于糖尿病患者特别危险，家属一定要通过药物、饮食等方面的调理，帮助患者控制好血压。

家中有老年人患上了糖尿病，情绪很不好，应该怎样做？

老年糖尿病患者病程较久，时间长了，一些人会有思想包袱，对治疗不积极配合，甚至不按时服药、随意进食等，最后导致病情加重。针对这种情况，患者家属要更加细心地关心他们，帮助患者正确认识疾病，积极排除干扰。

✚ 微笑，生活依然美好

糖尿病是不可逆转的，并且容易出现多种并发症，于是患者可能会产生焦虑情绪和恐惧心理，畏惧死亡，并由此引起感觉过敏、精神高度紧张、失眠等症状。家人要帮助他们正确认识疾病，给他们以希望，帮助他们树立战胜疾病的信心，改变他们怀疑疾病、拒绝治疗，以及满不在乎的态度。要多与患者沟通和交流，了解患者的心理状态，帮助患者稳定情绪。帮助患者制订合理的生活计划，鼓励并陪伴患者进行体育锻炼，转移患者消极的心境。帮助患者自我调节，做情绪的主人，有效缓解心理压力。让患者相信，只要微笑，明天依然美好。

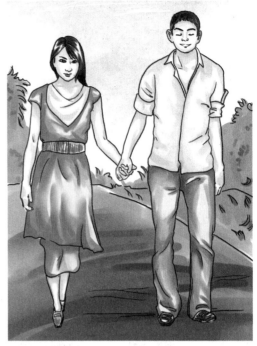

家人的呵护与陪伴是战胜疾病的强有力后盾。

✚ 社会支持，减轻心理压力

我国糖尿病总人数超过9000万，而且呈逐年增长的趋势。糖尿病患者的死亡率是非糖尿病患者死亡率的11倍，世界卫生组织称之为"21世纪的灾难"。其实，糖尿病并不致命，但由于患者长期高血糖，造成体内器官损伤，引起并发症，这才致使器官逐渐衰竭，最终引起死亡。为了唤起全社会对糖尿病的关注，世界卫生组织和国际糖尿病联合会联合规定，从1991年开始，把每年11月14日定为世界糖尿病日。世界糖尿病日不但帮助人们对糖尿病有更深刻的认识，还表明国际社会永远站在糖尿病患者的一边，支持患者与疾病抗争。

"五驾马车"为糖尿病患者保驾护航

所谓"五驾马车"，是指糖尿病教育与心理治疗、饮食治疗、运动治疗、药物治疗、糖尿病监测。在这五项治疗原则中，饮食治疗和运动治疗是最基本的治疗方法，每个糖尿病患者都应该在此基础上，服用不同的降糖药，使用药物治疗，并且做好对糖尿病的监测工作。社会应加强对糖尿病的宣传教育，对患者积极进行心理辅导治疗，帮助患者走出疾病阴影，乐观面对生活。

必不可少的身体清洁

糖尿病患者体内代谢紊乱，免疫力低，受并发症和各种感染威胁的概率大于正常人。患者受到感染后，不但难以治疗，还易使原有病情恶化。

⊕ 日常清洁很重要

大约30%的糖尿病患者都患有不同程度的糖尿病性皮肤病，如皮肤感染、皮肤化脓性感染、皮肤瘙痒等。皮肤病的发生通常与病人的神经病变和微血管病变有关。在身体温暖、潮湿的部位容易滋生真菌，进而引起皮肤瘙痒；气候比较凉爽干燥的秋冬季节，也容易感到瘙痒难耐，这些都是并发皮肤病的先兆。有的患者皮肤溃疡后，经常反复发作，不易愈合。还有的患者在没有任何征兆的情况下，身体四肢末端突然出现水疱。由此可见，当皮肤出现溃疡、红斑、破损时，一定要引起高度重视。在日常生活中，注意皮肤的清洁卫生，每天用温和的香皂或沐浴液洗澡。理发或刮脸时既要注意清洁，也要避免损伤皮肤引起感染。

⊕ 预防皮肤疖病有学问

有些糖尿病患者的颈后、背部等部位容易发生疖病，并且反复发作数年不愈，给患者带来极大痛苦。疖病的致病原因：一是由于金黄色葡萄球菌的作用；二是由于糖尿病患者身体抵抗力差，免疫力低，防御功能下降，容易受到感染。因为患者体内血糖高，糖分通常会在皮肤表面少量渗出，为致病菌提供了养料，促使病菌在皮肤上滋生与繁殖。另外，如果身体表面不清洁，经常受不良摩擦刺激或轻微擦伤，致病的金黄色葡萄球菌也会乘虚而入引发疖病。预防疖病首先需要控制血糖，重视饮食调理和体育锻炼，提高机体的免疫力；其次要重视皮肤的清洁卫生，尤其在夏秋季节，要勤洗澡、勤换衣服、勤剪指甲，内衣内裤要宽松透气柔软。

搞好个人卫生都需要注意哪些方面？

1.养成勤洗澡的习惯，保持全身皮肤干净清洁。

2.三餐过后坚持刷牙，保证口腔内的卫生。

3.每天坚持热水泡脚，保持足部卫生。如果发生了皮肤或其他部位感染，要尽快治疗，以免感染扩散，导致更严重的创伤面。

✚ 足部清洁有讲究

糖尿病患者一旦出现末梢神经病变，一方面双足会失去感觉，出现畸形；另一方面，末梢血管病变又会使足部缺血，使足部容易破损、溃疡、坏疽、感染，有的患者甚至需要截肢。所以要加强对足部的清洁和护理。每晚用不超过40℃的温水与性质温和的香皂洗脚，洗完脚后用柔软的、吸水性强的毛巾擦干，在足上抹植物油脂按摩双足，保持足部皮肤柔软，防止干燥。每天检查足部是否有水疱、裂口、擦伤，发现异常要及时就医。脚上的鸡眼、胼胝要定期修剪或去除，处理过程中避免伤及皮肤。

✚ 口腔清洁勿遗忘

患者的血糖如果得不到良好控制，细菌即容易在口腔内滋生，从而引起各种口腔感染，导致牙龈肿痛、牙周炎、黏膜溃烂等口腔疾病。戴假牙的中老年患者还易出现口腔黏膜破损等问题。所以，保护口腔十分重要，患者应定期看牙医，发生牙龈红肿、出血、牙齿松动、口腔干燥等症状时，要及时就医，检查口腔。进食时，牙齿上会残留食物残渣，时间长了容易形成牙菌斑，引发牙龈炎症。因此糖尿病患者一定要坚持每天刷两次牙，每次进食后要漱口，如果食物塞牙，可以使用牙线。使用牙线还能有效去除牙菌斑。

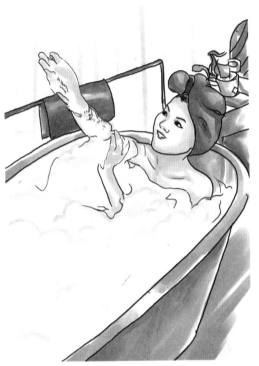

保持身体清洁、合理控制血糖，积极预防各类感染的发生。

患了糖尿病，能用化妆品吗？

和正常健康女性一样，女性糖尿病患者也可以化妆。但是，因为糖尿病患者的皮肤容易过敏，所以在选用化妆品时要慎重，而且不宜频繁化妆，每天要及时卸妆，同时要使用对皮肤具有深度清洁作用的洗面用品。清洁面部后，要及时使用有保湿功效的护肤品，尽量避免皮肤干燥受损。另外，女性糖尿病患者还应该经常保持外阴清洁，勤换内裤，积极预防尿路感染和阴部炎症。

长寿不是奢望

和正常人一样，糖尿病患者也可以长寿。遵循健康科学的生活方式，积极治疗糖尿病，生活节奏稳定，控制好饮食，长寿就不是梦。

✚ 正确的饮食原则有助于长寿

日常生活中，糖尿病患者需要遵循正确的饮食原则，养成定时定量进食的好习惯，必要的时候可以加餐。病情一旦变化，就要及时改变饮食计划。要注意饮食宜忌，尽量做到不抽烟、不喝酒。膳食营养要均衡，既要保证摄入足够的营养，又要避免高糖高脂肪食物。除了限制动物脂肪的摄入，患者每天饮食中的烹饪用油要尽量使用植物油，而且每天的用油量不宜超过20g。另外，像瓜子、花生这类食品也不宜多食。动物内脏的胆固醇含量很高，也要尽量少食或不食。多吃高纤维食物，像各类粗杂粮、富含膳食纤维的蔬菜等。每天的饮食尽可能做到少量多餐，适当保证蛋白质的摄入，蛋白质的摄入量以每千克体重1.2g为标准，不宜过多。

✚ 运动减脂肪，推动长寿这驾车

适当做些家务劳动、体力劳动和体育运动，能够促进身体的血液循环，有助于消耗体内多余的能量，尤其是对肥胖的糖尿病患者能起到瘦身减肥的作用，还能增强患者对胰岛素的敏感性，促进胰岛素的分泌，维持血糖的稳定。同时，坚持运动能减少糖尿病并发症的发生，有助于降低血脂，预防和减少并发心脑血管疾病。不过，患者不论是从事家务劳动、体力劳动，还是体育锻炼，都应当量力而行，不可超负荷，并且最好有家人、朋友、同事、邻居陪伴在场。体育运动的项目，可以选择羽毛球、乒乓球、网球、慢跑、散步、游泳、太极拳、跳舞、瑜伽等节奏缓慢的有氧运动，也可以根据病情和个人具体情况，逐渐增加锻炼的时间和锻炼的强度。在运动过程中可以适量饮水。

糖尿病患者如何能够长寿？

一般来说，威胁糖尿病患者寿命的并非是糖尿病本身，而是它带来的并发症。因此对于糖尿病患者来说，在治疗过程中就要坚持正确看待糖尿病、坚持对糖尿病进行治疗、坚持对病情进行每日系统监测、坚持积极预防和治疗并发症。

➕ 监测莫忽视，及早发现并发症

在治疗过程中，要坚持按时服降糖药或注射胰岛素，按时测量体重，保持标准体重。还应定期检查尿糖和血糖，做好尿糖和血糖的监测记录。有的患者不重视血糖监测，通常好几个月，甚至两三年才化验一次，以至于平时盲目服药。患者只有坚持正确的生活方式和有效的治疗手段，才能达到血糖值正常，尿糖呈阴性，血脂正常，临床症状基本消失，生活质量明显提高的状态。另外，糖尿病并发症的危害大，积极防治并发症也不容忽视。

➕ 胰岛素不可怕，治疗糖尿全靠它

许多患者害怕使用胰岛素，认为会对胰岛素形成依赖，这种认识是错误的。胰岛素是人体糖代谢必需的生理激素，患者是否需要补充胰岛素取决于自身的胰岛素分泌水平。如果体内的胰岛β细胞功能完全衰竭，患者就需要终身使用胰岛素治疗；如果体内的胰岛β细胞还存在一些功能，那么使用了胰岛素后，可以让胰岛细胞得到休息，血糖值稳定后，就可以停止使用胰岛素，改用口服降糖药。使用胰岛素进行治疗，首先必须保证患者的日常饮食得到了良好的控制，其次患者一直在坚持运动疗法。胰岛素的注射治疗应在医生的指导下进行。

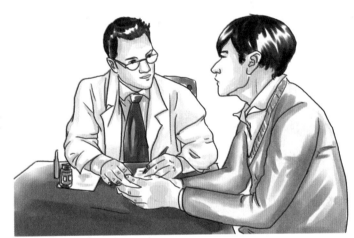

在糖尿病的治疗过程中，胰岛素的使用一定要遵循医嘱。

讲卫生，爱干净，远离感染保平安

糖尿病患者要勤洗浴，定期修剪手指甲和脚指甲。对足上的鸡眼、胼胝等要进行专门处理，避免发生感染。如果患者并发神经炎症，或者末梢神经感觉迟钝，那么尤其要避免接触过热的水。女性糖尿病患者要注意清洁外阴，减少阴部感染的机会。一旦合并感染，患者要及时就医，以免贻误病情。如果出现不良病变，应立即采取必要措施控制感染。

融入社会是健康第一步

每10位糖尿病患者当中，就有3位存在不同程度的心理障碍，其中1位有自杀倾向。糖尿病患者要想健康生活，首先要做的即是融入社会。

➕ 患了糖尿病，一样能上班

有的人在被检查出糖尿病后就想要放弃工作，安心治疗和养病。其实，虽然糖尿病患者的保养很重要，但仍然可以继续上班，而且工作对于糖尿病治疗是有利的。通过工作，人生变得充实，自身的价值得到实现，能够获得社会的承认，能够增加自己和家庭的经济收入，更能够给人以自豪感和成就感。虽然糖尿病是一种不能被治愈的疾病，但是完全可以得到良好的控制。只要病情得到控制，患者就可以像正常人一样生活。所以说，糖尿病患者继续工作，能够保持和社会的联系，才不会脱离社会，才能增强自信心，而且在工作中大量接触人群，使自己不会感到孤独，有助于保持心情的开朗，更有助于对血糖的控制。所以除非病情特别严重的，绝大多数糖尿病患者都可以正常工作。

➕ 同伴支持必不可少

同伴支持就是指对于某种疾病，或者对于某种特殊身体状况有切身体验的人，彼此之间提供实质性的帮助，以及社会和情感方面的支持。例如，为糖尿病患者提供同伴支持的人，可能是一名糖尿病患者，也可能是糖尿病患者的家属或者看护。这种支持，有助于患者在日常生活中坚持健康饮食、运动锻炼、按时服药等，从而使血糖和病情得到及时控制；这种支持，能够为糖尿病患者提供温暖的安慰，帮助患者宣泄情绪和缓解压力；这种支持还能督促糖尿病患者定期检查。像一些糖尿病患者互助团体，都可以为患者提供这方面的帮助和服务。鼓励糖尿病患者成立或者加入一些互助性团体，多与其他患者进行沟通，更多地关心和爱护他人，这样有利于对病情的控制。

糖尿病患者可以和正常人一样工作吗？

答案是肯定的。糖尿病患者完全能够正常工作，但需要强调的是，患者应当在血糖和病情都得到良好控制的情况下再去上班。通过做一份力所能及的工作，患者能够获得成就感，树立起对生活的自信心。

✚ 集体活动暖心窝

治疗过程中应多多鼓励患者参加集体活动，如跳交谊舞、下棋、打太极拳等。集体活动不仅可以帮助患者锻炼身体，还能帮助患者排遣抑郁情绪，远离自闭倾向。一方面，朋友多了有人倾诉，有人交流，郁闷有了宣泄的渠道，心情自然就好了。乐观心情有助于血糖稳定。另一方面，社会应该多关心患者，多为他们举办集体活动，如运动会、唱歌比赛、书画比赛等。通过这样的活动密切医患关系，帮助患者正确认识对待疾病，患者能感到自己与正常人一样受到社会重视，有助于加强和坚定患者战胜疾病的信心。

✚ 旅行带来好心情

旅行是一项运动，也是融入社会的一种特别方式。旅行有助于患者减轻体重，提高机体对胰岛素的敏感性，改善血糖和脂代谢紊乱。患者通过旅行能够接触丰富多彩的世界和人群，开阔眼界，调理情绪。但旅行前应先到医院进行全面体检，了解血糖的控制水平和并发症情况。如果病情不稳定，血糖偏高或剧烈波动则不宜旅行；如果伴有感染、酸中毒或其他并发病，更禁忌旅行。旅行途中随身携带病情记录本，带好每天需要服用的药物。旅行要合理安排行程，劳逸结合，避免疲劳，更要慎防低血糖，适时进食糖果补充能量。

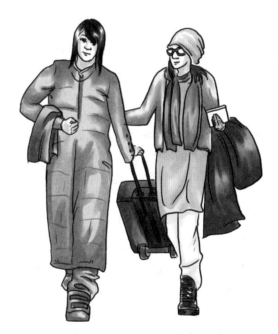

如在气候较为寒冷的季节旅行，患者需注意保暖，避免感冒，坚持服药。

2型糖尿病患者不宜献血

糖尿病患者参与一些公益活动，既能实现自己的社会价值，也有益于融入社会。但是，并非所有的公益活动都适合糖尿病患者，如献血。因为许多2型糖尿病患者依赖降糖药或胰岛素注射进行治疗，血液中会残留药物，一旦献出的血液被其他人使用，就会给其他人带去一些问题，献血会变得毫无意义。

杜绝坏情绪，保持乐观心态

糖尿病是不可逆转的慢性疾病，需要终身治疗。只要血糖控制稳定，绝大多数患者都可以像正常人一样生活，因此保持良好的心理状态尤其重要。

❂ 不良情绪也会诱发糖尿病

糖尿病患者的血糖控制情况与日常心理状态密切相关。任何情绪变化，都可能引起血糖波动。据研究，由于心理原因发病的糖尿病患者多达60%，而在日常生活中，暴怒、焦虑、恐惧、悲伤的情绪，均会导致人的精神高度紧张，引起剧烈的心理冲突。尤其暴怒、生气会使人的交感神经高度紧张和兴奋，人体为了应付外来的刺激就必须迅速做出反应，导致体内儿茶酚胺的释放量明显增多，肾上腺也会分泌出更多的肾上腺素，过多的激素分泌又会令肝脏中的糖原转化为葡萄糖，并释放进入血液，致使血糖值升高。另外，人体在应急时为了满足身体对能量的需要，还会抑制胰岛素分泌，这又使得血糖值进一步上升。如果一个人长期受这样的不良情绪控制，就会增加罹患糖尿病的风险。

❂ 坏心情会让病情恶化

一般来说，健康人在生气、暴怒等不良情绪发作之后，体内胰岛素的分泌能够迅速恢复正常，上升的血糖值又能降下来。但是，糖尿病患者的胰腺功能普遍较低，有些甚至丧失了胰腺功能，所以在经过生气、暴怒等不良情绪之后，体内一时很难分泌出足够多的胰岛素，从而使得血糖值会在较长时间内总是维持在一个很高的水平上。如果这种情况经常性地出现，那么就会逐渐导致糖尿病患者病情的恶化，并且很容易引发血栓、中风、心脏病等各种心血管疾病。所以，糖尿病患者一定要善于控制情绪，尤其不能够轻易生气、动怒。只有保持愉悦的心境，开开心心、快快乐乐地生活，才有利于控制好血糖，延缓糖尿病并发症的发生，避免病情的进一步恶化。

如何对糖尿病患者进行心理治疗？

对糖尿病患者的心理治疗主要包括支持性心理治疗、认知疗法、行为疗法这三种方式。支持性心理治疗，顾名思义，就是通过说理、疏导、安慰等帮助患者消除各种消极的情绪反应，是患者家属比较常用的治疗方式。

✚ 乐观向上好心态

不少患者检查出了糖尿病后，要么怨天尤人，要么满不在乎，要么恐惧担忧。这些心态都不正确。患者应该正视事实，正确看待疾病。只有接纳疾病，顺其自然，才能树立起战胜疾病的信心和勇气。虽然这种疾病不能根治，但只要控制得当，仍然能够像正常人一样生活。在保持乐观心态的同时要积极配合医生治疗，不管用药物治疗，还是饮食疗法、运动疗法，或者别的治疗措施，都要全面重视。不同的心态，不同的结局。只有保持乐观的情绪，良好的心态，积极配合医生的治疗，才能够最终帮助糖尿病患者战胜疾病。

✚ 与家人沟通，寻求爱和支持

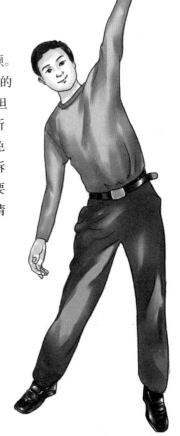

糖尿病患者最需要获得家人的理解、支持、安慰和照顾。家人的关怀能够帮助他们尽快战胜颓废的心境，走出疾病的阴影，树立起战胜疾病的信心；家人的爱能帮助他们平复担忧、恐惧的情绪，保持快乐心境，积极向上地面对生活。所以患者一旦被检查出糖尿病后，应该首先与家人沟通，避免独自消沉、悲伤、放弃。在适当的时机，适当地向家人倾诉自己的痛苦、担忧，获得家人的理解、支持和安慰是很重要的。毕竟，每一个人都不是万能的，在疾病面前，适当的情感宣泄有助于帮助患者缓解自己的精神压力。

家属应当帮助病人稳定情绪、开阔心胸。只有乐观豁达、心情舒畅，才可能战胜疾病。

糖尿病患者应保持心情愉快

1.寻求支持，请家人和朋友分担自己的忧虑，帮助自己应付紧张的情绪。

2.培养幽默感，多微笑，有助于放松精神，缓解压力。

3.生活和工作劳逸结合，忙里偷闲，适当安排娱乐、消遣和运动时间。经常运动有助于放松神经，缓和紧张的情绪。

4.培养兴趣爱好，例如，读书、唱歌、跳舞、下棋、钓鱼等，多与人沟通交流，有利于保持愉快的心情。

图书在版编目（CIP）数据

血糖这样降最有效 / 陈飞松 , 曹军主编 . — 南京：
江苏凤凰科学技术出版社 , 2014.3（2021.10 重印）
（含章·生活轻图典）
ISBN 978-7-5537-2241-2

Ⅰ . ①血… Ⅱ . ①陈… ②曹… Ⅲ . ①高血糖病－防
治 Ⅳ . ① R587.1

中国版本图书馆 CIP 数据核字 (2013) 第 261513 号

含章·生活轻图典

血糖这样降最有效

主　　　编	陈飞松	曹　军
责 任 编 辑	樊　明	葛　昀
责 任 监 制	方　晨	

出 版 发 行	江苏凤凰科学技术出版社
出版社地址	南京市湖南路 1 号 A 楼，邮编：210009
出版社网址	http://www.pspress.cn
印　　　刷	天津旭丰源印刷有限公司

开　　　本	718 mm × 1 000 mm 1/16
印　　　张	13
字　　　数	177 000
版　　　次	2014 年 3 月第 1 版
印　　　次	2021 年 10 月第 2 次印刷

标 准 书 号	ISBN 978-7-5537-2241-2
定　　　价	45.00 元

图书如有印装质量问题，可随时向我社印务部调换。